Susanne Vömel
Selbstwahrnehmung mit allen Sinnen

verstehen lernen

Susanne Vömel

Selbstwahrnehmung mit allen Sinnen

Wie ein gestärktes Körperbewusstsein zu mehr Selbstwert, Lebendigkeit und Lebensfreude verhilft

Psychosozial-Verlag

Bibliografische Information der Deutschen Nationalbibliothek
Die Deutsche Nationalbibliothek verzeichnet diese Publikation
in der Deutschen Nationalbibliografie; detaillierte bibliografische Daten
sind im Internet über http://dnb.d-nb.de abrufbar.

Originalausgabe

Gesetzlich vertreten durch die persönlich haftende Gesellschaft Wirth GmbH,
Geschäftsführer: Johann Wirth
Walltorstr. 10, 35390 Gießen, Deutschland
0641 969978 0
info@psychosozial-verlag.de
www.psychosozial-verlag.de

Umschlagabbildung: Susanne Vömel / generiert mit Adobe Firefly
Innenlayout nach Entwürfen von Hanspeter Ludwig, Wetzlar
Druck und Bindung: Majuskel Medienproduktion GmbH
Elsa-Brandström-Str. 18, 35578 Wetzlar, Deutschland
Printed in Germany

ISBN 978-3-8379-3379-6 (Print)
ISBN 978-3-8379-6310-6 (E-Book-PDF)

Inhalt

In Liebe für meine Kinder und Kindeskinder,
deren Herzlichkeit und Lebensfreude
mich immer wieder aufs Neue beglücken.

Von Herzen danke ich Annelene und Constanze, sie beide wissen wofür.
Ebenfalls danken möchte ich Marina Gambaroff, Luisa Vömel
und Brigitte Kümmerling für ihr aufmerksames und wiederholtes Lesen
des Manuskriptes und die bereichernden Gespräche mit ihnen.
Meiner Familie und all meinen Freundinnen und Freunden danke ich
für so Vieles und ganz besonders dafür, dass sie die Auswirkungen
des Rock'n'Roll in meinem Körpergedächtnis mit mir teilen oder aushalten,
auch wenn ihnen dies ab und an einiges abverlangt.
Meinen Eltern danke ich für ihre gemeinsame Leidenschaft,
die dieser freudvollen Ressource in mir zugrunde liegt.

Vorwort

Es ist 1:47 Uhr und ich bin hellwach. Vor einer Stunde hat mich dieses Vorwort geweckt. Seitdem verhandle ich mit ihm, dass es noch ein bisschen Ruhe gibt und mich schlafen lässt, da ich morgen sehr früh in der Praxis sein muss. »Keine Chance«, sagt es, und von meinem Verspechen, mich morgen mit ihm zu beschäftigen, zeigt es sich gänzlich unberührt. »Also gut«, spreche ich nun innerlich zu ihm, »dann mache ich jetzt Licht und spiele mit dir. Aber nach einer Stunde gibst du bitte Ruhe und lässt mich schlafen!« Der Vorwort-Impuls in meinem Inneren sagt zufrieden: »Ok, abgemacht!« – So geht das nun schon seit Wochen mit diesem Manuskript. Es kam plötzlich zu mir, wollte geschrieben werden und nimmt keine Rücksicht auf meine anderweitigen Pläne.

Als Kind wünschte ich mir einen Hund, doch aus verschiedenen Gründen war das nicht möglich. So bekam ich stattdessen Vögel, zwei hellblaue Wellensittiche: Mecki und Micki. Als die beiden an einem warmen Frühlingstag in ihrem Vogelkäfig auf unserer Terrasse standen und munter vor sich hin trällerten, kam ein knallgrüner Hansi angeflattert, hockte sich oben auf den Käfig, flog nicht mehr fort und wohnte fortan ebenfalls bei uns. Da ich mich leidenschaftlich mit der wissenschaftlichen Traumforschung befasst habe, spüre ich, dass mein Unbewusstes mir durch das Bild der drei Sittiche – von denen ich vermutlich geträumt habe – etwas mitteilen möchte. Wenn ich nun im Wachzustand darüber nachdenke, warum ich in meiner nächtlichen Wanderung auf sie gestoßen bin, kommt mir eine Idee, eine Assoziation, was die drei mit diesem Vorwort zu tun haben.

Ich denke, die ersten beiden Vögel stehen sinnbildlich für meine beiden Berufe: meinen ersten Beruf als Physiotherapeutin – eine Person also, die vorrangig mit dem Körper arbeitet – und meine heutige Tätigkeit als Psychologin und Psychotherapeutin – eine Beschäftigung mit hauptsächlich psychischen Aspekten des menschlichen Lebens. Hansi wiederum steht als

Symbol für die integrierende Thematik dieses Buchs über die dynamische Einheit von Körper und Psyche: das sinnliche Körperselbst. Ähnlich ungeplant wie der grüne Sittich angeflogen kam oder das Sams auftauchte, das nicht mehr von Herrn Taschenbiers Seite weichen wollte, vielleicht auch einer Schwangerschaft, die wohl zumeist auch in gewisser Weise überrascht, verhielt es sich mit diesem Buch. Ich hatte nicht vor, ein Buch zu schreiben, hatte gar nicht darüber nachgedacht, zumindest nicht momentan. Mit meiner Praxis und meinem privaten Leben war ich gut ausgelastet, als sich vor einigen Wochen eine kreative Energie in mir regte und kraftvoll zur Entfaltung drängte.

An einem Samstag im Frühling war ich in einer Stimmung gewisser innerer Langeweile und Unzufriedenheit und begann aus einem spontanen Impuls heraus, Stichworte und Gedanken in ein Skizzenbuch zu schreiben, Collagen dazu zu basteln sowie kleine Zeichnungen und Kreis- und Flussdiagramme vor mich hin zu kritzeln. Nach ein paar Stunden dieser anregenden Spielerei wurde es ruhiger in mir und ich beendete meine Bastelei. Als ich danach das Heft anschaute, wurde mir bewusst, dass ich das Konzept eines Buchs in meinen Händen hielt. Von da an schrieb ich mehrere Wochen, wann immer ich Zeit hatte. Es war innerlich eine so große Freude und Leichtigkeit, ein Flow-Zustand, in den ich jedes Mal neu eintauchte, wenn ich mich zum Schreiben oder Recherchieren hinsetzte oder mit meinen Gedanken spazieren ging. Häufig arbeitete ich viele Stunden hintereinander, mühelos und unter angenehmer, freudig aufgeregter Spannung. Mir waren solche intensiven und zeitlosen Zustände von anderen kreativen Tätigkeiten schon bekannt, aber nicht in dieser Ausprägung und über so viele Wochen. Es war mir anfangs auch nicht klar, dass es ein wirkliches Buch werden könnte. Ich schrieb, was sich entfalten wollte, und war zufrieden mit dem Gedanken, es später für meine Familie, Freunde, Freundinnen und Kolleginnen zu vervielfältigen und zu verschenken.

Über die Zeit stellte ich allerdings fest, dass sehr viele Themen und Erläuterungen, die ich Patienten und Patientinnen gern in Therapiestunden mitgeben würde, hier Eingang fanden. Erklärungen, die ich in den Stunden so intensiv jedoch nicht geben kann, weil es zumindest in tiefenpsychologisch orientierten Gesprächen nur zu einem geringen Teil um Wissensvermittlung oder Psychoedukation geht. In diesem Buch kann ich das so zur Verfügung stellen und freue mich, wenn der Eine oder die Andere etwas Interessantes, Erhellendes oder Hilfreiches für den je eigenen Weg mitnehmen kann. Deswegen habe ich mich bemüht, komplizierte Sachverhalte und Theorien so zu beschreiben, dass auch Menschen, die nicht vom Fach sind, nachvollziehen können, welche Kräfte in uns wirken, wie diese geprägt wurden und was es für Möglichkeiten gibt, um Veränderungen, psychisches Wachstum und die persönliche Entwicklung anzuregen. Zu diesem Zweck habe ich das Manuskript, das in der ersten Fassung eher ein Fachbuch war, immer weiter abgeändert und Fachbegriffe weitestgehend eliminiert, bis es nun, so hoffe ich, eingängig und angenehm lesbar ist. Fachlich weitergehend interessierte Lesende finden unter den jeweils angegebenen Quellen Literaturverweise zu etablierten Theorien und aktuellen Forschungsergebnissen zur Vertiefung. Es empfiehlt sich, das Buch chronologisch zu lesen, da es häufig vorkommt, das bestimmte Sachverhalte gewissermaßen anbehandelt, also einführend beschrieben werden, und dann einige Zeit ruhen, ehe sie unter einem neuen Aspekt erneut aufgenommen werden.

Eine Erklärung, was in mir wirkte, als diese kraftvolle Energie zu einem bestimmten Zeitpunkt so gebündelt in mir aufkam – welcher innerpsychische Prozess den Anstoß zu diesem Buch angeregt hat –, habe ich für mich verstanden, aber das ist zu privat, um es aufzuschreiben. Mich persönlich – so viel möchte ich sagen – lässt die Erfahrung, welch faszinierend starken Kräfte in uns Menschen schlummern und wie viel Freude sich ausbreitet, wenn wir diesen vitalen Impulsen ihren freien Lauf zugestehen, einmal mehr staunend über die Dynamik unserer seelischen Strukturen zurück. Für den Fall, dass Sie sich auf die Spur der in Ihnen wirkenden Kräfte begeben möchten, bemühe ich mich, Ihnen im Laufe der folgenden Kapitel förderliches Equipment mit auf den Weg zu geben.

1 Einführung

> »Blicke in dein Inneres! Da ist die Quelle des Guten, die niemals aufhört zu sprudeln, wenn du nicht aufhörst zu graben.«
>
> *Mark Aurel*

Einige Themen dieses Buchs werden eventuell so manche Gedanken und Gefühle in Ihnen aufkommen lassen, die auch schmerzhafte Aspekte Ihres Lebens betreffen. Das bringt es mit sich, wenn wir die Wahrnehmung nach innen richten und uns für einen tieferen Kontakt mit dem eigenen emotionalen Erleben öffnen. Den auftauchenden Schmerz zu akzeptieren und lebensgeschichtliche Erfahrungen zu betrauern, führt zu Heilungsprozessen und entbindet bislang gehemmte vitale Lebensenergien. Aus diesem Grund möchte ich Sie mit diesem Buch auf freudige Weise anregen, beschwingen, ermuntern und unterstützen, sich auf den Weg der Selbsterfahrung einzulassen, um Gefühlen von Lebendigkeit und Lebensfreude wieder Raum zur Entfaltung zu geben.

Sie werden erfahren, was es genauer mit unserem Selbstbewusstsein auf sich hat, welche Rolle der Körper dabei spielt, und Sie werden Möglichkeiten kennenlernen, sich Ihrer selbst nach und nach bewusster zu werden. Außerdem werden Sie vieles über das seelische Erleben kleiner Kinder lesen sowie Ihre eigenen frühkindlichen Prägungen und den Einfluss, den sie auf Ihre heutigen Annahmen über sich und die Welt haben, besser verstehen lernen. Eventuell haben Sie aus Gründen des Selbstschutzes bestimmte Bewältigungsstrategien entwickelt, die damals gut und wichtig waren, die Sie heute aber von intensivem emotionalem Erleben fernhalten und zunehmend mehr Lebendigkeit und Anteile Ihrer selbst aus dem eigenen Leben ausschließen. Die notwendige Voraussetzung, um diese wieder aufzuspüren und in Ihr Dasein zu integrieren, ist die Fähigkeit, das eigene Nervensystem unter Stress effektiv regulieren, also sich selbst beruhigen zu können. Erst dann wird es möglich, wirklich Zugang zu der eigenen Gefühlswelt zu bekommen und den Kontakt und die Verbundenheit mit sich selbst wieder zu spüren. Sie werden sowohl diese einfach zu erlernenden, sehr wirksamen Techniken der Selbstregulation als auch unterstützende Umgebungen kennenlernen, um sich sodann auf die Entdeckungsreise zu Ihrer sinnlichen Selbstwahrnehmung und Ihrem Körperbewusstsein machen zu können, mit dem Ziel, Selbsterkenntnis und damit auch den Selbstwert zu fördern und Ihre Vitalität wieder zu erwecken.

Neben den Kapiteln, die Ihnen Anregung zur Selbstreflexion bieten, gibt es also auch Abschnitte, in denen Übungen beschrieben sind. In diesen praktischen Bereichen ist es leider nicht ausreichend, ausschließlich zu lesen, zu verstehen und ohne Übung auf eine Veränderung zu hoffen. Unser Organismus ist ein auf Effizienz ausgelegtes System. Alles, was wir über längere Zeit nicht nutzen, hält dieser daher für unnötig und baut die jeweilige Funktion mehr und mehr ab. Wenn wir bestimmte Bewegungen eines Gelenks lange nicht ausführen und damit den Bewegungsumfang nicht ausschöpfen, wird die umhüllende Gelenkkapsel allmählich schrumpfen und die Mobilität einschränken. Außerdem wird sich die Elastizität bestimmter Muskeln verschlechtern und ihr Zusammenspiel wird sich verändern. Der Muskel, der in den vernachlässigten Bewegungsbereich zieht, verkümmert und sein Gegenspieler verspannt und verkürzt sich. Im Bereich des Spürens und der Wahrnehmung ist das ebenso. Nervenzellen und ihre synaptischen Verbindungen, die nicht aktiv genutzt und stimuliert werden, scheinen unnötig zu sein und verfallen. Das ist der Grund, warum es der Eigeninitiative und des Trainings bedarf, um diese wieder zum Sprießen und zum Ausbilden von Vernetzungen anzuregen. Das ist übrigens unabhängig vom Lebensalter immer möglich. Sicher gibt es Unterschiede, in welcher Geschwindigkeit funktionstüchtige Neuronen gebildet werden, aber *Veränderung und Entwicklung sind immer möglich* und jede einzelne Übungseinheit zeigt Wirkung!

Menschen suchen aus den unterschiedlichsten Beweggründen therapeutische Unterstützung. Neben depressiven Gefühlen, Angsterkrankungen, Beziehungsproblemen, unerklärlichen Schmerzen, Erschöpfungszuständen und Lebenskrisen rufen auch Gefühle – wie den Kontakt zu sich selbst verloren zu haben, sich orientierungslos zu fühlen, sich selbst nicht mehr zu spüren – den Wunsch nach Gesprächen mit therapeutischen Fachpersonen wach. Eigene lebensgeschichtlich entstandene Unsicherheiten, Verletzbarkeiten oder Ängste in einer therapeutischen Beziehung gemeinsam zu ergründen, zu verstehen und neue heilsame Beziehungserfahrungen zu machen, ist ein vielversprechender Weg, um Leiden zu lindern, mehr innere Freiheit und ein besseres Selbstgefühl erleben zu können. Es bedarf einer professionellen Begleitung, um mit tief verdrängten und damit unbewussten Anteilen unseres Seelenlebens in Kontakt zu kommen, um nach und nach spüren und ergründen zu können, warum ein körperliches oder psychisches Symptom da sein muss. Dieses bisher Nicht-Denkbare und daher mittels Sprache Nicht-Mitteilbare gemeinsam allmählich zu verstehen und somit in die eigene Identität integrieren zu können, wandelt unbewusste innere Anteile in bewusste. Eine solche Erweiterung unseres Bewusstseins, quasi das tiefere Verständnis der in uns wirkenden Kräfte, vergrößert den Spielraum für selbstbestimmte Entscheidungen. Unserer Psyche wohnt ein Drang inne, lebensgeschichtlich problematische Erfahrungen immer wieder neu zu inszenieren, um diese endlich besser für uns gestalten und lösen zu können. Solange uns diese inneren Drahtzieher, Beweggründe und Muster unbewusst sind, werden wir in regelmäßigen Abständen innerlich gedrängt, diesem Wiederholungszwang zu folgen. Um keine falschen Hoffnungen zu wecken, sei hier erwähnt, dass wir nie dahin kommen werden, die uns innerlich leitenden unbewussten Ebenen gänzlich zu beleuchten. Es wird immer Unergründbares und Unlösbares, also ein Bedeutungsüberschuss erhalten bleiben, aber wir können uns auf den Weg machen, mehr und mehr Licht in verdunkelte Bereiche zu bringen. Das ist häufig schmerzhaft, wie wohl jeder Wachstumsprozess – denken wir an die unzähligen Stürze kleiner Kinder beim Laufenlernen –, aber eben auch sehr spannend, aufregend, sinnstiftend, befriedigend und befreiend.

Auch unabhängig von einem therapeutischen Prozess (oder nebeneinander) gibt es viele Möglichkeiten, den eigenen inneren Dialog anzuregen, um Einsichten und Erkenntnisse für die persönliche Entwicklung zu gewinnen und die Verwirklichung der in uns angelegten Lebenspotenziale in Gang zu bringen. Unterstützt werden wir dabei von einem typischen Charakteristikum von allem Lebendigen und damit eben auch von unserer Psyche: dem *natürlichen Drang zur Entwicklung*! Mein Wunsch ist es, in diesem Buch verschiedene etablierte psychologische und physiologische Konzepte in verständlicher Form in einen Sinnzusammenhang zu stellen, um Ihnen Anregungen zu geben, sich selbst ergründen und besser verstehen zu können. Primär werde ich Möglichkeiten aufzeigen, wie Sie Ihre körperlichen Ressourcen wieder entdecken und beleben können, um so aktiv gestaltend Gefühle von Vitalität und Daseinsfreude in Ihr Leben zu holen; des Weiteren, wie Sie neue Aspekte Ihrer selbst kennenlernen und die Verbundenheit mit sich selbst und Ihrer Gefühlswelt wieder mehr spüren können.

Der Wunsch, sich seiner selbst bewusster zu werden, wird ins Leere laufen müssen, wenn nicht zuallererst wieder der eigene sinnliche Körper als Quelle unseres primären Selbstempfindens erkundet und anerkannt wird. Rein kognitiv, über Denken oder Grübeln, ohne Einbezug unseres Körpers, der die Grundlage und das schützende Behältnis unseres Selbstgefühls ist, können sich keine vitalisierenden Entwicklungen des Lebensgefühls einstellen. Erst wenn der Körper wieder mehr und mehr bewohnt wird, kann sich von ihm – als Basis unserer Selbstprozesse – emotionales Verstehen und Selbstreflexion entwickeln. Sind wir in unserem Körper sicher verortet und verwurzelt, haben wir ein Zuhause, einen Bezugspunkt, von dem aus wir uns selbst und uns in Beziehung zur Umwelt ergründen und verstehen können (vgl. Ogden, 1995).

Die Wege, die ich beschreiben werde, zielen also darauf ab, die spürende Wahrnehmung der Lebendigkeit und Sinnlichkeit Ihres Körpers wieder zu erwecken. So kann Selbstsicherheit entstehen, die in einem sicheren, verbundenen Kontakt gründet, eben einem Verwurzeltsein im eigenen Körper. Kurzum geht es um Möglichkeiten, wieder in Berührung mit der eigenen emotionalen Welt zu kommen, den Zugang zum emotionalen Erleben, was immer auch ein Körperliches ist, aufzuspüren. Denn entgegen aller gegenwärtig üblichen, häufig sozial erwünschten Bemühungen, emotionale Empfindungen zugunsten eines rein sachlichen Denkstils vom Erleben zu entfernen oder zu kontrollieren, lassen sich diese nicht ausrotten. Gefühle, die ihr Dasein zu lange im dunklen Kämmerlein fristen, vom Erleben ausgeschlossen ein Schattendasein führen, werden entweder irgendwann – meistens in sehr unpassenden Situationen – ihre Fesseln sprengen und kraftvoll ins Leben drängen oder – wenn die Kontrolle zu stark ist – sich gegen den Menschen selbst richten und diesen bspw. mit einer Angsterkrankung oder depressiven Entwicklung lahmlegen.

Wählen wir stattdessen den Weg der Selbstwahrnehmung, wenden uns unseren Gefühlen und inneren Empfindungen zu, öffnen uns für ein emotionales Erleben im Augenblick, so kommen wir in Einklang mit unserem wahren Selbst. Wir lernen, Gefühle – neben der Ratio – als verlässliche Informationsquelle zu verstehen und für die Orientierung in uns selbst und der uns umgebenden Welt sowie für selbstbestimmte Entscheidungen nutzbar zu machen. Eine spürbare körperliche Resonanz, die uns die emotionale Bedeutung des Wahrgenommenen verdeutlicht, ist ein *somatischer Marker* (Damásio, 1994). Diese somatischen Marker, eben die unmittelbaren körperlichen Reaktionen auf bestimmte Themen oder Erlebnisse, auch als Bauchgefühl oder verkörperte Information bezeichnet, entsprechen einem inneren Bewertungssystem, vergleichbar mit einer *inneren Ampel*: Zieht sich etwas in uns zusammen, schmerzt oder drückt, zeigt das Körpergefühl spontan »Rot«, möchte es uns stoppen und von etwas fernhalten. Angenehme Empfindungen – also »Grün« – geben uns den Weg frei. »Orange« mahnt zur Vorsicht oder Überprüfung. Beginnen wir, der Sprache unseres Körpers zu lauschen und unser Handeln in Einklang zu bringen mit seinen Botschaften, muss dieser sich nicht durch eine bedrohliche körperliche Symptomatik Gehör verschaffen. Mit dem eigenen Körper in spürender Beziehung zu sein, also zu wissen, wie es sich im Inneren anfühlt und was die über unsere Sinne vermittelten Informationen für uns bedeuten, führt also zum Gefühl, sicher in sich beheimatet zu sein. Über diesen Bezugspunkt des Heimatgefühls in sich selbst ergibt sich auch das Gespür, einen stabilen Platz in der Welt zu haben. Diese spürende Gewissheit der eigenen Identität: »Das bin Ich« – oder wie der Neurologe António R. Damásio (2000) es ausdrückt: »Ich fühle, also bin ich« –, hat zusätzlich zu René Descartes Anschauung: »Ich denke, also bin ich«, erhebliche Bedeutung für unser Wohlbefinden und Selbstbewusstsein und wird ab dem 2. Kapitel, das dem *Wunsch nach mehr Selbstbewusstsein* nachgeht, als zentrales Thema durch das Buch geleiten. Wir werden uns damit beschäftigen, was es mit eben diesem Streben nach Selbstbewusstsein auf sich hat, was es eigentlich bedeutet und wie es gelingt, dies durch eine Stärkung des Körperbewusstseins zu fördern.

In meinem Erstberuf als Physiotherapeutin habe ich mit vielen Patientinnen und Patienten gearbeitet, die an verschiedenen Schmerzsyndromen, Missempfindungen und anderen körperlichen Symptomen litten, für die sich, trotz zum Teil umfassender Untersuchungen, keine medizinischen Ursachen finden ließen. Häufig reagierten die Betroffenen mit starker Abwehr auf die Hinweise ihrer behandelnden Mediziner und Ärztinnen, wenn es darum ging, dass die unerklärlichen Beschwerden wohl psychosomatischer Natur seien. *Psychosomatisch*, wie auch viele andere Begriffe, die mit der Buchstabenfolge »Psych« beginnen, hat leider für viele Menschen noch immer einen negativen Beigeschmack. Und dies, obwohl wir uns heute glücklich schätzen können, so vieles über die Zusammenhänge zwischen Psyche und »Soma« – dem griechischen Wort für Körper oder Leib – zu wissen. Reaktionen wie »Ich habe doch nichts an der Psyche!« oder »Ich hab's doch nicht im Kopf, oder denken Sie auch, dass ich spinne?« oder »Die Beschwerden bilde ich mir doch nicht ein!« zeugen vom Widerwillen, vielleicht eher der Angst, an etwas zu leiden, was nicht über Medikamente oder mit ein paar Handgriffen zügig zu beheben ist. Um diese Fragen oder Aussagen hier direkt und deutlich zu beantworten, benutze ich die Worte einiger Menschen, die ich behandelt habe, allerdings mit verkehrten Vorzeichen und eher milder Ausdrucksweise: »Nein, natürlich haben alle diese Betroffenen keine Meise und auch keine Schraube locker!« Wir Menschen haben alle sowohl einen Körper als auch psychische und geistige Strukturen. Unter bestimmten Bedingungen kommt es zu Entwicklungen, in denen die Sprache des Körpers so drastisch wird, weil die Ebene der Körperempfindungen nicht oder nicht mehr eingebunden ist, verstanden wird, und damit auch nicht anders auszudrücken ist als über unverständliche Symptome.

Das klingt sicherlich etwas befremdlich und wahrscheinlich ist es auch unklar, was damit gemeint sein könnte. Ich möchte Sie bitten, dieses Noch-nicht-Verstehen ein wenig auszuhalten, bis wir uns ab dem 3. Kapitel mit dem *sinnlichen Körpererleben* – der *Urquelle unseres Selbsterlebens* befassen. Dort werden wir den Fokus auf die kindliche Entwicklung des Zusammenspiels der drei Entitäten: Körper, Seele und Geist legen – motiviert von der Hoffnung, Ihnen durch die Erläuterungen nahebringen zu können, wie eng diese drei im guten Fall miteinander verwoben sind und welch erhebliche Bedeutung es hat, dieses Zusammenspiel wieder in Fluss zu bringen und zu harmonisieren, wenn dem nicht so ist. Mir selbst waren die fundamentalen Verflechtungen in meinen frühen Berufsjahren nicht bekannt, obwohl ich im Bereich der Körperbehandlungen wenig Fort- und Weiterbildungsgebiete ausgelassen habe. Auch wenn es allmählich etwas mehr Überschneidungen gibt, findet die Wissensvermittlung zwischen körperlich und psychisch tätigen Berufsgruppen noch immer relativ getrennt statt. So scheint es auch nicht verwunderlich, dass Menschen, denen es nicht gut geht, einen ganzheitlichen Blick auf sich selbst häufig ablehnen.

Rückblickend, nachdem mich meine Leidenschaft für die Wechselbeziehungen und Verbindungen, die in uns Menschen und zwischen uns wirken, zur Psychologie, Psychotherapie und Paartherapie geführt haben, denke ich anders als früher über das, was wirksam war in meinen Behandlungen von Menschen mit unerklärlichen körperlichen Beschwerden. Ich denke heute, dass es weniger bestimmte anatomisch korrigierende Dehnungen und Interventionen waren, als vielmehr drei andere Wirkweisen, die zu einer Reduzierung der Symptome führten: Zum Ersten war es wohl der Umstand, *ein verlässliches Gegenüber zu sein* und mich der unerträglichen schmerzhaften Gefühle anzunehmen, der Sprache des Körpers also Gehör zu schenken und zu unterstützen, diese Gefühle genauer wahrnehmen und beschreiben zu lernen und damit in Worte zu überführen. Damals tat ich dies wohl eher intuitiv, heute kann ich sagen, dass es sehr bedeutsam ist, körperliche Empfindungen mit Worten oder Bildern ausdrücken zu lernen, da in diesem Umwandlungsprozess Bedeutung entsteht (Volz-Boers, 2022). Für etwas Worte zu haben – eine Körperempfindung symbolisch mit Worten beschreiben zu können – bedeutet auch, sich über etwas nun zumindest in Teilen Bewusstes austauschen zu können. Das körperliche Symptom, als Ausdruck noch nicht verstehbaren emotionalen Erlebens, ist dann nicht mehr von Nöten. Im Verlauf des Buchs werden Sie kennenlernen, wie essenziell wichtig ein verlässliches Gegenüber in unserer Entwicklungsgeschichte ist und welche Auswirkungen ein frühkindlicher Mangel an Verbundenheit mit einer zuverlässigen und verstehenden Bindungsperson nach sich ziehen kann. Wir werden uns diesem Thema ebenfalls im 3. Kapitel über die kindliche Entwicklung der *verkörperten Erinnerungen*, des *impliziten Beziehungswissen*, sowie im 5. Kapitel über *Emotionen und Verkörperung*, das *Embodiment*, ausführlicher widmen. Des Weiteren werden wir im Laufe des 5. Kapitels *Körpererfahrungen durch Sprache in Besitz nehmen*, also die eben kurz angedeutete Thematik erörtern, warum es heilsam wirkt, die unbewusste Dynamik hinter einem körpersprachlichen Ausdruck bewusst denkbar und sprachfähig zu machen.

Einen weiteren, zweiten Anteil am Rückgang körperlicher Symptome hatten damals, zu meiner Zeit als Physiotherapeutin, so meine ich, meine *Erklärungen* über das, was im Gewebe geschieht und wie bestimmte Strukturen des Körpers auf Schmerz reagieren. Heute weiß ich, dass meine damals eher funktionalen Erläuterungen etwas zu kurz griffen, aber trotzdem durch die Vermittlung von Verstehbarkeit und Sinnhaftigkeit von innerem Druck entlastet haben. Infolge dieser Beruhigung durch die Abnahme des bedrohlichen Charakters konnte es bei meinen Patientinnen und Patienten zumindest stückweit zu einer Entspannungsreaktion kommen und so die Ausschüttung von Stresshormonen verringert werden. Die Reaktionen unseres Körpers auf Belastungsfaktoren sowie die Auswirkungen einer dauerhaft erhöhten Freisetzung von anregenden Neurotransmittern und Stresshormonen werden wir im 3. Kapitel zum *autonomen Nervensystem* ausführlicher kennenlernen. Zu Beginn des 4. Kapitels geht es dann um den *Umgang mit Ängsten*, was thematisch ebenfalls mit dem Gefühl der Bedrohung durch körperliche Symptome zusammenhängt.

Der dritte bedeutsame Wirkfaktor in den damaligen Behandlungen waren die *Berührungen*. Die Bedeutung des Berührens und Berührtwerdens durch Wahrnehmungen unserer verschiedenen Sinne spannt sich als verbindendes Element durch das gesamte Buch. Im 6. Kapitel zum *Körperschema* und zur *verkörperten Selbstwahrnehmung* werden wir uns mit der grundlegenden Bedeutung von Berührung in der frühen Erfahrungsbildung von Menschen beschäftigen, ehe wir im 7. Kapitel zu *sinnlichen Umgebungen* den Aspekt der innerlichen resonanten Reaktion, des Angerührt- und Berührtwerdens und des in Schwingung-und-Bewegung-Kommens vertiefen. In den Abschnitten zu *Natur*, *Musik*, *Kunst & Kreativität*, *Literatur* sowie *Bewegung* erhalten Sie viele Anregungen, wie Sie sich in Ihrem sinnlich wahrnehmenden Körper berühren lassen können.

Abschließend werden wir uns im 8. Kapitel zur *Freude* damit befassen, welche wunderbare Wirkung diese Emotion auf unser Selbsterleben und das Selbstwertgefühl hat.

Insgesamt folgen meine Beschreibungen psychodynamischen Denkweisen und Konzepten, die grundlegend davon ausgehen, dass die Psyche des Menschen ein dynamisches System ist. Hier wirkt die Gesamtheit der innenseelischen bewussten und unbewussten Kräfte, gespeist bspw. aus Trieben, Bedürfnissen, Wünschen, Abwehrvorgängen, verinnerlichten Beziehungserfahrungen und Affekten, miteinander, gegeneinander, nebeneinander oder wechselseitig (Hohage, 1996). Die Komplexität des Zusammen- bzw. Wechselspiels dieser psychischen Kräfte macht es unmöglich, all die (bisher gedachten oder bekannten) Zusammenhänge ohne Bedeutungsverlust zu denken oder gar in schriftlicher Form darzustellen. Das brachte bei der Arbeit an diesem Buch einige Schwierigkeiten mit sich. Zum einen konnte ich zwar, während ich an einem Thema schrieb, andere damit zusammenhängende Bereiche und ihre Verbindungen bedingt mitdenken, also gedanklich repräsentiert halten – vergleichbar vielleicht mit der Vorstellung, mehrere Bälle beim Jonglieren in Bewegung zu halten –, unmöglich aber war es, dies mittels Sprache, die immer mit einer Reduktion des Gedachten einhergeht, auszudrücken – ähnlich dem Versuch, etwas Mehrdimensionales nur eindimensional, statisch und chronologisch abzubilden. Des Weiteren gibt es viele verschiedene Möglichkeiten, Sinnzusammenhänge zwischen einzelnen Themen herzustellen. Die dynamische Struktur unseres Seelenlebens sorgt dafür, dass die Art und Weise, wie einzelne Faktoren miteinander in Beziehung stehen und sich wechselseitig beeinflussen, individuell sehr unterschiedlich sind. Es ist demnach nicht so, dass ein Ausgangspunkt immer einen bestimmten Effekt auslöst. *Die menschliche*

Natur ist keine Maschine und daher auch nicht so eindeutig beschreibbar. Häufig ist es daher nicht möglich, eindeutig festzustellen, was die Ursache von etwas und was dessen Wirkung ist, also wer oder was zuerst da war: Henne oder Ei. Schließlich gab es jeweils am Ende verschiedener Themen Möglichkeiten, zu anderen Bereichen überzuleiten, als ich es tat. Mit anderen Worten: Es gab viele Weggabelungen, an denen es auch Sinn gemacht hätte, jeweils einen oder auch mehrere andere Abzweigungen zu nehmen. Die Art und Weise, wie die verschiedenen Themen im vorliegenden Buch in Sinnzusammenhänge gestellt werden, entspricht nun meiner Eigenart, die Bälle zu jonglieren. Vielleicht kann ich Ihre Lust wecken, nach der Lektüre auf die Ihnen je eigene Weise damit zu experimentieren, Verbindungen zu erstellen und Komponenten miteinander in Beziehung zu setzen.

2 Der Wunsch nach mehr Selbstbewusstsein

> »Vielen, die das Glück täglich von außen erwarten, fehlt nur der Zuruf, der sie ermahnt, in sich selbst zu sehen; sie würden dort in jedem Augenblick Glücksmöglichkeiten entdecken, deren Schönheit und Köstlichkeit alles übertrifft, was sie je von einem kommenden Glück erwartet haben.«
>
> *Rainer Maria Rilke*

Viele Menschen, die aus den unterschiedlichsten Gründen psychotherapeutische Unterstützung suchen, äußern bereits im Erstgespräch auch das dringende Anliegen, mehr Selbstbewusstsein haben zu wollen. Dieses so häufig vorgebrachte Verlangen ließ in mir den Wunsch entstehen, genauer zu beschreiben, was es mit eben diesem Selbstbewusstsein auf sich hat. Befassen wir uns in der psychotherapeutischen Praxis im Verlauf der Gespräche genauer mit dem Ansinnen und verdeutlicht der Therapeut oder die Therapeutin die Bedeutung des Wortes Selbstbewusstsein mit der Frage: »Sie möchten sich Ihrer selbst bewusster werden?«, erscheint im Gesicht des Gegenübers häufig zuallererst große Überraschung.

Der Perspektivwechsel von einer bisher eher auf eine wertende Umgebung bezogenen Darstellungsfähigkeit zur Sichtweise, das eigene Erleben mittels selbstvalidierter Empfindungen wahrzunehmen, verwundert: *Selbstbewusstsein haben* vs. *sich seiner selbst bewusst sein*. Das Habenwollen ist verbunden mit einem Gefühl oder Denken des Mangels. Solange ich etwas noch nicht habe, mir etwas Wichtiges fehlt, befinde ich mich im Mangel – eine Lebenseinstellung, die Nährboden für Unzufriedenheit und Ängste ist. Bezogen auf das Selbstbewusstsein bedeutet es, dass wir selbst, so wie wir sind, nicht genug sind, da uns etwas Wichtiges fehlt. Natürlich gibt es für dieses subjektive Gefühl zahlreiche Gründe. Ein Mangelerleben im Erwachsenenalter hat häufig seinen Ursprung in frühen Beziehungserfahrungen der Kindheit, einer prägenden Zeitspanne für die Entwicklung des Selbstvertrauens, der Selbstsicherheit und des Selbstwertgefühls. Ein Kind, das mit seinen ersten Beziehungspersonen nicht die Erfahrung macht, selbst gut, anerkannt und liebenswert zu sein, wird mit hoher Wahrscheinlichkeit auch nicht zu einer erwachsenen Person heranreifen, die vom stabilen Gefühl, in Ordnung zu sein, geleitet wird. Die ausgeprägte

Tendenz des Mangelerlebens im Bereich des Selbstbewusstseins schafft Abhängigkeiten, Unsicherheit, Selbstzweifel und steht dem Gefühl von Zufriedenheit und Dankbarkeit deutlich entgegen.

Häufig wird der Versuch unternommen, die vermisste Sicherheit durch Kontrolle über die Umwelt zu erlangen. Die eigene Wahrnehmung – quasi alle Antennen – wird unter ständiger Anspannung und Anpassung auf die äußere, wertende Umgebung ausgerichtet. So – die Hoffnung – kann schnell reagiert und möglichst verhindert werden, dass andere die eigene vermeintliche Unzulänglichkeit entdecken, oder auch Bestätigung und damit Sicherheit von außen gesucht werden. Wie aber ist es möglich, sich seiner selbst bewusst zu sein, wenn doch keine Aufmerksamkeit auf das eigene innere Empfinden gerichtet ist? Stellen wir uns dies zur Verdeutlichung als ein Bild vor. Denken wir an einen Tintenfisch, der mit all den Saugnäpfen seiner Tentakel und Ärmchen suchend nach Halt und Informationen in der Umgebung umherschweift. Über die Saugnäpfe erhält er Auskünfte seiner Außenwelt; und zwar viele Informationen, denn er hat viele, viele Saugnäpfe. Alle Hinweise, die auf ihn einprasseln, erschöpfen ihn sehr. Es sind so viele verschiedene Mitteilungen, die er verarbeiten, auswerten und beachten muss. Es strengt ihn sehr an, er wird kraftlos und müde. Leider hat er gar keine Kapazität mehr dafür, zu spüren, was in ihm selbst vorgeht, ob er Hunger hat, fürchterlich friert im kalten Wasser der Meerestiefe oder ob er sich gern bewegen würde. Kurzum, er kann nicht spüren, wie es ihm selbst in seinem eigenen Körper geht, weil er allein mit all den Informationen aus der Umwelt beschäftigt ist. Er hat den Kontakt zu sich und seinem *vitalen Kernselbst* verloren. Nun, ich muss zugeben, nicht wirklich Ahnung von Tintenfischen und deren Erleben zu haben, aber vielleicht können Sie diese Fantasie auf unser Thema übertragen.

Ist der Fokus unserer Wahrnehmung ausschließlich im Außen und bei anderen Menschen, bleibt es unmöglich, eigene Impulse, Gefühle und Bedürfnisse wirklich wahrzunehmen, sich also unserer selbst bewusst zu sein. Das ist nun aber die notwendige Grundlage, um für sich einzustehen, Meinungen zu äußern und Grenzen zu setzen. Menschen, die das können und aus dieser Haltung heraus ihr Leben gestalten, bezeichnen wir als selbstsicher. Sie erleben sich selbst als wirksam, trauen sich Dinge zu, stellen sich Herausforderungen und haben das Vertrauen in sich, Anforderungen erfolgreich bewältigen zu können. Sie fühlen sich wirkmächtig, ihr Leben selbst gestalten zu können und authentisch und mutig für sich und die eigenen Werte, Bedürfnisse und Sehnsüchte einzustehen, weil sie in Kontakt mit ihren Empfindungen sind und ihr Handeln danach ausrichten können. Diese Fähigkeit nennen wir *Selbstwirksamkeit*, und aus eben dieser entsteht *Selbstvertrauen*. Beides sind wichtige Komponenten des *Selbstwertgefühls*, was umgangssprachlich häufig als Selbstbewusstsein bezeichnet wird. Das Selbstwertgefühl ist das subjektive Empfinden des eigenen Werts eines Menschen. Wichtig ist hier zu erwähnen, dass es nicht von Nöten ist, ein sehr hohes Selbstwertgefühl zu erlangen, um Wohlbefinden zu verspüren. Entscheidend ist eher eine gewisse Stabilität der Empfindung, die aus einer realistischen Einschätzung erwächst. Das *Real-Selbst* einer Person darf dafür nicht allzu stark vom persönlich gewünschten *Ideal-Selbst* abweichen. Je mehr ein Mensch sich also in Bezug auf seine Stärken und Schwächen realistisch einschätzen kann und eben auch seine Ecken und Kanten als sich selbst zugehörig annehmen kann, desto stabiler schützt ihn sein Selbstwertempfinden im Falle von Kritik oder Misserfolgen. Es geht also schlicht um ein angemessenes Gefühl gegenüber dem eigenen Wert (Lammers, 2007). Je mehr Aspekte seiner selbst ein Mensch von sich kennenlernt, je mehr er sich seiner Selbstanteile bewusst wird, desto wirklichkeitsnaher kann die eigene Einschätzung ausfallen.

Insgesamt klingt das doch gar nicht allzu kompliziert – warum also nicht schlicht und einfach diesen Weg verfolgen: zu uns selbst und unseren Bedürfnissen stehen, unserem Gegenüber Grenzen setzen oder klar kommunizieren, was wir brauchen und wünschen? »Tja, das ist doch leichter gesagt als getan«, höre ich Sie antworten. Oder: »Ich weiß doch gar nicht, was ich wirklich möchte.« »Ich habe mich so weit von mir entfernt.« »Ich habe mich verloren, ich spüre mich nicht mehr, habe keine Verbundenheit zu mir selbst.« »Ich funktioniere nur noch.« »Da ist nur Leere, kein Kontakt zu mir selbst. Wie soll ich da für mich einstehen und wofür?« Nun, es ist wirklich unmöglich, für sich einzustehen, wenn das Gefühl der Entfremdung überhand gewonnen hat und das eigene Fühlen nicht mehr gespürt wird. Wie sollen wir Entscheidungen fällen und vertreten oder Grenzen setzen, wenn unser innerer Kompass keine Richtung mehr anzeigt? Und als ob es nicht schon schlimm genug wäre, sich selbst nicht mehr zu spüren und sich nicht verbunden zu fühlen mit seinen Empfindungen, so hat es dazu noch weitreichende Konsequenzen, die andere unschöne Gefühle nach sich ziehen.

Eine fehlende Beziehung zu sich selbst hat Auswirkungen auf die Art und Weise, mit anderen Menschen in Beziehung zu treten. Wer nicht zu Hause ist, kann auch die Tür nicht für andere öffnen. Um mit unseren

Mitmenschen in emotionalen Kontakt zu kommen, bedarf es der inneren Berührbarkeit oder emotionalen Schwingungsfähigkeit. Sie ist die Voraussetzung dafür, Gefühle anderer Menschen erkennen und nachempfinden zu können, also ihre Perspektive des Erlebens übernehmen und adäquat beantworten zu können. Ebenso wie wir unsere eigene innere Gestimmtheit über unseren Körper ausdrückten, rufen wir beim schwingungsfähigen Gegenüber eine mitfühlende Reaktion hervor. Gefühle wahrzunehmen, auszudrücken und miteinander zu teilen, ist für uns Menschen also sehr bedeutsam. Es ist die Grundlage für glückende Kommunikation und Beziehungsgestaltung. Sich in einer Beziehung gesehen, verstanden, anerkannt und beantwortet zu fühlen, lässt uns Gefühle von Sicherheit, Vertrauen, Bezogenheit und Verbundenheit erleben. In Schwingung gebracht, bewegt und angeregt, werden wir von Gefühlen. Unsere Mitmenschen können dies an unserem unmittelbaren Körperausdruck aus Gestik, Mimik, vegetativen Reaktionen und der Körperhaltung erkennen. Im Bruchteil von Sekunden geben wir unwillkürlich Auskunft über unser wahres inneres Befinden. Häufig sogar schneller und deutlicher, als für uns selbst von innen wahrnehmbar. Machen wir uns also auf die Suche nach dem *inneren Kompass*, der gespürten Verbundenheit mit uns selbst, denn ohne dieses Selbstgefühl kann es keine wirkliche Orientierung im eigenen Leben geben.

3 Sinnliches Selbsterleben

Urquelle des Selbstgefühls

> »Des Erlebens meiner selbst und der Bedeutung dessen, was mir widerfährt oder was ich denke oder tue, kann ich nur gewahr werden, wenn ich mich selbst spüre. In meinem Körper spüre ich, wie etwas für mich ist, wie ich mich in der Beziehung zu einem anderen fühle oder wie es mir geht.«
>
> *Ulfried Geuter*

Unser Selbsterleben ist eine ganzheitliche Erfahrung, die sich aus motorischen, vegetativen, kognitiven Anteilen, durchdrungen von Emotionen und Intentionen, zusammensetzt und in unserer Leiblichkeit – unserem beseelten Körper – wurzelt (vgl. Thompson, 2007). Der unmittelbare Gefühlsausdruck geht von unserem Körper aus. Unser Erleben ereignet sich immer körperlich und psychisch zugleich, auch wenn das Gespür dafür vielleicht verloren gegangen scheint. Das *Körperselbst* ist die Ebene unseres unmittelbaren Erlebens und bildet die Urquelle unseres Selbstgefühls (Stern & Stern, 1998). Über sinnlich-leibliches Empfinden erfahren wir schon im Mutterleib die Welt und uns in ihr. Wir erleben uns in unserem Körper und mit unserem Körper stehen wir in Beziehung zur Welt. Vermittelt wird dieser Weltbezug über unsere Sinne. Die sinnliche Wahrnehmung der fünf Außensinne und die Systeme zur Wahrnehmung unserer inneren Welt sind der Ursprung für sämtliche, sich in der weiteren Entwicklung ausbildenden psychischen und geistigen Abläufe und Strukturen (vgl. Geuter, 2015).

Über die Außensinne, Fernsinne oder *Exterozeptoren* des Tastens, Hörens, Sehens, Riechens und Schmecken erfassen wir unsere Umwelt. Die Innenwahrnehmung, Nahsinne oder *Interozeptoren* vermitteln uns Informationen aus allen Bereichen des Körpers, bspw. über verschiedene Organtätigkeiten, innere Spannungszustände von Geweben, über Atmung, Herzschlag, Wärme- und Kälteempfindungen, über Lage und Bewegung unseres Körpers, den Metabolismus der Skelettmuskulatur, den Flüssigkeits- und Insulinbedarf, die Sauerstoffversorgung oder über Schmerzen. All dies und vieles mehr wird von verschiedensten Rezeptoren, die Teil unseres autonomen (einige auch Teil des somatischen) Nervensystems sind, permanent geleistet. Vielleicht löst das einen Moment des Staunens oder sogar der Dankbarkeit in Ihnen aus, denn häufig sind wir uns der enormen Vielfalt der lebenserhaltenden Prozesse – der vielen Wunder, die jeder Körper ununterbrochen vollbringt – nicht bewusst oder betrachten sie als selbstverständlich, solange der Körper gut »funktioniert« und wir uns ausreichend gesund fühlen.

Trotz der Unterteilung in Nah- und Fernsinne, arbeiten diese nicht getrennt voneinander. Die von ihnen aufgenommenen Informationen verbinden sich, beeinflussen sich gegenseitig und koordinieren sich miteinander, sodass aus vielen Einzelinformationen eine Gesamtwahrnehmung entsteht, deren Bedeutung wir erfassen können (Craig, 2003). Unser subjektives Empfinden des Erlebens und unsere Gestimmtheit, anders ausgedrückt: die emotionale Bedeutung, die etwas für uns hat, entstammt der Summe aller Sinnesinformationen, die unser Gehirn aus eigenkörperlichen Reizen und den über die Außensinne wahrgenommenen Eindrücken empfängt und zusammensetzt. Dieser Prozess der *sensorischen Integration* generiert also Bedeutung, die uns eine adäquate Reaktion – im Sinne einer Bewegung – auf die jeweilige Situation ermöglicht. Da diese vernetzenden Vorgänge sowohl sensorische Informationen der *Propriozeption* (das ist die Wahrnehmung der Lage des Körpers im Raum, den Stellungen des Kopfs, Rumpfs und der Gliedmaßen zueinander sowie deren Bewegungen und dem damit einhergehenden Empfinden für Schwere, Spannung, Kraft und Geschwindigkeit, was auch als Tiefensensibilität oder sechster Sinn bezeichnet wird), Interozeption und Exterozeption als auch motorische Reize der Somatomotorik und Viszeromotorik verarbeiten, finden in der Fachsprache auch die Begriffe der *zentralen* oder *sensomotorischen Integration* oder *sensomotorischen Wahrnehmung* Gebrauch.

Die Informationsverarbeitung erfolgt je nach Ursprung der Reize in verschiedenen Arealen des Gehirns und geschieht ultraschnell und vornehmlich unbewusst. Möglich ist das, weil unser Gehirn – um die Komplexität der eintreffenden Reize bewältigen zu können – nicht permanent alle aufgenommenen Informationen neu verarbeitet und rekonstruiert, sondern auf Grundlage seiner jahrelang gesammelten Informationen eher auf Abweichungen des Gewohnten reagiert. Aus dem Abgleich des Vorhersagbaren mit der neu eintreffenden Information wird dann die bestmögliche Reaktion auf aktuelle innere oder äußere Gegebenheiten generiert oder konstruiert. In den Neurowissenschaften werden diese Vorgänge als *Predictive Coding* (oder *Processing*) bezeichnet. Diese Theorie besagt zusammengefasst, dass alles, was wir in der Gegenwart in einer jeweiligen

Situation aufnehmen, von den Erfahrungen der Vergangenheit geprägt wird, die in unseren verschiedenen Gedächtnissystemen niedergelegt sind (Friston, 2010; Clark, 2015; Stangl, 2023). Wir werden die Bedeutung und Auswirkungen dessen im Verlauf des Buchs bei verschiedensten Themen wiedererkennen. Das Wissen für die zweckmäßigsten Pläne, *mentalen Modelle, Repräsentanzen* oder *Schemata*, sammelt das Gehirn von Beginn des Lebens an durch abwechslungsreiche sensomotorische Anregung und wiederholende Erfahrungen. Bezogen auf das Körpererleben des Kindes entwickelt sich im guten Fall im Laufe der Zeit eine solide, strukturierte und differenzierte Vorstellung – das *Körperschema* – seiner selbst und der Lage, Bewegung und Grenzen seines Körpers. In Kapitel 6 zum *Körperschema* und der *Selbstwahrnehmung* werden wir das vertiefend aufgreifen.

Der Psychoanalytiker Sebastian Leikert (2019) bezeichnet die Gesamtheit der am Prozess der sensomotorischen Wahrnehmung beteiligten und miteinander wirkenden Strukturen als unser *kinästhetisches Selbst*. Der Begriff *Kinästhetik* setzt sich aus den griechischen Worten *Aisthesis* für Sinneswahrnehmung und *Kinesis* für Bewegung zusammen. Wenn diese kinästhetische Funktionseinheit unversehrt ist, geht eine sinnliche Wahrnehmung blitzschnell immer auch mit einer Bewertung des Reizes in lust- oder unlustvoll einher und löst zumindest im Inneren einen Bewegungsimpuls aus. Angenehme und lustvolle Empfindungen lösen eine Bewegung der Annäherung aus, während unangenehme Reize eine Rückzugsbewegung verursachen. Die Bewegungsimpulse des Körpers geben uns also unmittelbar emotionale Orientierung. Es liegt evolutionsbedingt in der biologischen Grundausstattung des Menschen, im Kern unserer Persönlichkeit, lebenslang die Lust zu suchen und die Unlust möglichst zu vermeiden. Dies ist leicht nachzuvollziehen, wenn Sie sich entsinnen, mit etwas für Sie persönlich Ekel erregendem konfrontiert gewesen zu sein, wenn Sie also über die Außensinne des Sehens, Hörens, Schmeckens, Tastens oder Riechens etwas wahrgenommen haben, von dem Sie abgestoßen waren. Höchstwahrscheinlich können Sie sich gut erinnern, dass dies mit einer Bewegungstendenz sich abzuwenden oder sich zu entfernen einherging. Das ist der Zusammenhang von lebendiger Bewegung und sinnlichem Empfinden, der dem Begriff der Kinästhetik zugrunde liegt. Eine sinnliche Erfahrung bedeutet also, durch den mit ihr einhergehenden Bewegungsimpuls, immer auch das Erlebnis von Vitalität. Erst durch diese ganzheitlichen, den Körper, die Seele und den Geist bewegenden Gefühle erhält etwas für uns eine Bedeutung. Diese Bedeutung kann tiefer ergründet und nachfolgend bewertet werden. Durch die Bewertung des Erlebten in der Selbstreflexion gelangen wir zum Erkennen und Verstehen unserer Selbst, der Selbsterkenntnis. Unser Körperselbst ist unsere Basis für Selbstwahrnehmung, Selbsterleben und Selbsterkenntnis.

Verkörperte Erinnerungen: Implizites Beziehungswissen

> »Das Erleben seiner selbst und der Welt gründet im Körpererleben. Welterleben, Selbsterleben und Körpererleben wiederum hängen von der Geschichte unserer Lebenserfahrungen ab.«
>
> *Ulfried Geuter*

Um das Selbsterleben Erwachsener besser verstehen zu können, werden wir uns zunächst mit der kindlichen Entwicklung des Körpererlebens beschäftigen. Schon im Mutterleib erfahren wir uns in Beziehung und Dialog mit der uns umgebenden Welt. Es ist ein leibnah-sinnliches Selbstempfinden, ein primäres Selbsterleben aus Körpererfahrungen, die das Kind wahrnimmt. Der Kinderpsychiater und Psychoanalytiker Michael Fordham (1974) beschreibt den ursprünglichen Zustand des Säuglings, in dem die funktionelle Einheit von Körper und Psyche intakt ist, mit den Worten: *archetypisches, primäres Selbst der einheitlichen Wirklichkeit* und *Körperselbst*. Die primäre Art, wie wir die Welt erfahren, ist nicht bewusst, sie ist nicht logisch und nicht durch Sprache auszudrücken. Es ist ein Erleben, das nur in Empfindungen und in deren polar angelegten Ausprägungen Lust und Unlust unterschieden werden kann.

Betrachten wir am Beispiel des Hungerschmerzes genauer, was mit den Qualitäten Lust und Unlust gemeint ist: Stellen wir uns einen Säugling vor, dessen Blutzuckerspiegel abgesunken ist. Es schmerzt ihn im Bauch und das unerfüllte Bedürfnis nach Nahrung bringt ihn zunehmend in hohe innere Spannung und unter Stress. Diese Spannung ist ein rein körperliches Gefühl, ohne dass das Baby sich schon vorstellen kann, was da an Unerträglichem in ihm vorgeht. Das Baby schreit vor körperlich empfundener Unlust. Ist eine einfühlende Bezugsperson anwesend, wird diese die *affektive Organsprache* des Säuglings aufnehmen und seinen Schrei und seine innere Spannung mit beruhigender Hinwendung und dem Stillen seines Bedürfnisses nach Nahrung und Nähe beantworten und regulieren (Jacobson, 1978). Wahrscheinlich wird sie dem Kind auch gut zusprechen, mit Worten und Lauten ausdrücken und benennen, was wohl der Grund seines Kummers sein mag. Sie wird ihm erklären, dass seine Botschaft verstanden wurde, dass sie ihm helfen und es ihm nun bald besser gehen wird. Kurz gesagt, die Bindungsperson wird dem Kind helfen, die schmerzhaften Zustände auszuhalten, zu regulieren und nach und nach verstehbar zu machen, diese also mit Bedeutung zu versehen.

Psychodynamisch ausgedrückt: Die Beziehungsperson ahnt, was in dem Kind vorgeht – sie nimmt die für das Kind quälenden und deshalb von ihm durch Schreie ausgestoßenen Affekte auf, die sogenannten unverdaulichen *Beta-Elemente* (oder rohe Sinnesdaten, also Reize, die in keinen inneren Sinnzusammenhang eingebunden sind; Bion, 1990). Unverdaulich drückt aus, das das Kind nicht allein in der Lage ist, diese Gefühle und Eindrücke zu verarbeiten oder zu bewältigen, weil es noch nicht denken und verstehen kann, um was es sich handelt. Das Kind kann die körperlichen Empfindungen also noch nicht mit der Vorstellung verbinden, was in ihm geschieht, warum es so Unerträgliches fühlt. Es braucht eine Bezugsperson, die diese Gefühle in sich aufnimmt und in sich bewegt, quasi für das Kind und mit ihm aushält. Diese elterliche Funktion wird auch als *Alpha-Funktion* bezeichnet. Durch ihr Verstehen, Trösten und Reagieren, gewissermaßen ihr »Verdauen« der kindlichen Gefühle durch das *Verdauungsferment Verständnis* (Gutwinski-Jeggle, 2017, S. 269), entstehen kleinere, verdauliche (verständliche) und erträgliche Gefühlsportionen, die sogenannten *Alpha-Elemente*, die sie dem Kind zurückgibt, was auch als *Primärprozess* bezeichnet wird (Bion, 1990). In diesem psychischen Vorgang werden also aus Sinnesdaten oder Reizen Vorstellungen (Repräsentionen) oder seelische Bilder und damit psychische Inhalte und Bedeutung geschaffen.

Kehren wir noch einmal zum letzten Beispiel zurück, um es mit anderen Worten zu wiederholen: Über sein Schreien teilt das Baby seiner Bindungsperson mit, dass es ihm schlecht geht (unverdauliches Beta-Element). Diese kommt herbei und versetzt sich in das Kind, um zu ergründen, was der Grund des kindlichen Kummers sein mag. In dieser frühen Kommunikation oder *Reverie*, auch als *träumerisches Ahnungsvermögen* der Beziehungsperson bezeichnet, erahnt diese also, was im Kind vorgehen mag (ebd.). Vielleicht kommt sie nicht sofort auf den richtigen Gedanken, versucht aber feinfühlig zu hören und zu spüren, was das Kind ihr mitteilen möchte. Bis sie das richtige Gefühl hat, wird sie bei ihm bleiben, es im Arm halten und wiegen, beruhigen, ihm zusprechen und erklären, dass sie versucht herauszubekommen, was nicht in Ordnung ist (Alpha-Funktion). Dieses beruhigende sinnliche Eingehülltwerden von außen nimmt das Baby über seine Sinneswahrnehmungen auf. Der Rhythmus aus Worten, wiegenden Bewegungen, Körper- und Hautkontakt setzt sich nach innen fort und besänftigt so die bedrohlichen Angreifer (Schmerzen, Reize) in seinem Inneren. Das Kind kann sich beruhigen. War das Baby bspw. hungrig und wird nun gestillt oder gefüttert, lässt sein Schmerz nach, je mehr Nahrung und Beruhigung es aufnimmt (verdauliche Alpha-Elemente).

Über viele Wiederholungen solch einer *Beziehungsepisode* kann das Kind den Zusammenhang zwischen seinen Körpersensationen und deren Bedeutung verstehen und verinnerlichen. Es hat sich eine kinästhetische Funktionseinheit gebildet, und ich halte mich erneut an einen von Leikert (2019) geprägten Begriff, der diese unversehrte Einheit, die wir bereits zu Beginn des Kapitels kennengelernt haben, als *sinnliches Selbst* bezeichnet. Diese Entwicklung bildet die Grundlage, um später im Leben verstehen zu können, was im eigenen Inneren gefühlt wird, und dies mit Bedeutung verknüpfen und mittels Sprache auszudrücken zu können. Ist die frühe, regulative Kommunikation nicht möglich, zum Beispiel, weil die erwachsene Person selbst die starken Affekte des Kindes nicht aushalten kann, verbleibt das Kind mit den »unverdaulichen Elementen«, die es selbst noch nicht allein regulieren kann. Es ist psychisch überfordert und kann die unverständlichen Eindrücke nicht verarbeiten, nicht prozessieren, transformieren und Sinn in ihnen finden. Die Funktionseinheit zwischen den leiblichen Empfindungen und der Vorstellungswelt wird nicht gebildet, beide Ebenen bleiben gewissermaßen durch einen Riss voneinander getrennt (vgl. Plassmann, 2022). So verbleiben diese traumatischen Einschreibungen aus überschüssiger, unverdauter Energie im Körperselbst, quasi erstarrt als *verkapseltes Körperengramm* in der sich entwickelnden psychischen Struktur des Kindes. Sie lagern sich in der sich ausbildenden Persönlichkeit des Kindes als körperlich eingeschriebenes Unbewusstes ein und bleiben von weiteren psychischen Entwicklungsprozessen ausgeschlossen (Bion, 2016; Leikert 2021, 2022). Zu diesen verkapselten Körperengrammen schreibt Leikert (2019, S. 27):

> »Sie haben den Kontakt zur verursachenden Szene verloren und finden keine Verbindung mehr zum spontanen Prozess der Imagination, d.h. der Umwandlung einer leiblichen Empfindung in eine Ausdrucksgestalt im mimischen Sinne oder im Sinne einer Phantasie oder Reverie.«

Das hat erhebliche Auswirkungen auf die weitere seelische Entwicklung des Kindes, weil diese nicht verbundenen Einschreibungen von fließenden inneren Austauschprozessen ausgeschlossen werden und sich ausbildende Strukturen, etwas lapidar ausgedrückt, um diese herum entwickeln müssen. Das klingt sehr abstrakt und ist auch schwierig vorzustellen, denn natürlich liegt nicht irgendwo im Körper eine reale Kapsel oder ein nicht zu überbrückender Spalt. Versuchen Sie das also eher sinnbildlich zu erfassen. Oder stellen wir uns einen kleinen Baum vor, in dessen noch recht zarten Stamm an einer Seite eine Metallstange eingeschlagen wird. Sofern der Baum schon ausreichend stabil ist, wird er weiterwachsen und sein Stamm wird über die Jahre sowohl in der Höhe als auch im Umfang zunehmen. Der Fremdkörper wird in ihm bleiben und der Baum wird um diesen herum wachsen. Wahrscheinlich wird das Wachstum des Stammes direkt neben und oberhalb der Verwundung etwas ausufern, um die Stelle zu stabilisieren. Weiter in der Höhe wird er sich wieder gleichmäßig verdicken. An der Stelle des Eindringlings wird eventuell eine Schwachstelle bleiben. Eine Sollbruchstelle, an der der Baum, im Falle eines heftigen Sturms, eventuell zu brechen droht.

Kommen wir zurück zu uns Menschen. Diese eingekapselten, unverbundenen Einschreibungen oder Risse können später im Leben nicht mit Worten ausgedrückt werden, da sie ja keinen Kontakt zur verursachenden Szene haben, niemals weiterverarbeitet wurden und damit nicht bewusstseinsfähig geworden sind. Kommt aber im späteren Erleben irgendein Reiz dem ursprünglichen sehr nahe, wird die frühe Erregung aktiviert und vom Körper in unerklärlichen Beschwerden, Schmerzen, Missempfindungen oder Ängsten und anderen psychischen Symptomen ausgedrückt. Er macht sich in seiner Art zu kommunizieren – in der ersten Sprache, die wir Menschen sprechen – bemerkbar. Das körperliche Symptom tritt nun anstelle des emotionalen Affekterlebens auf und die Emotionen selbst bleiben unbewusst.

Ich gebe Ihnen zur Verdeutlichung noch ein Beispiel, das visuell wahrnehmbar und daher leichter vorstellbar ist: Sie hatten einen Unfall, bei dem Sie sich ein massives Hämatom am Arm zugezogen haben. Nach einiger Zeit heilt es ab und die blau-grüne Verfärbung ist nicht mehr zu erkennen. Sie streicheln über den Arm und nehmen keinen Schmerz mehr wahr – es scheint alles in Ordnung. Vielleicht spüren Sie noch einen leichten Druck, registrieren ihn aber kaum, wenn Sie im Alltag mit anderen Dingen beschäftigt sind. Sie »vergessen« die Verletzung. Doch dann, während eines Spaziergangs, rutscht Ihre Begleitung aus und krallt sich reflexartig an Ihrem Arm fest. Sie zucken zusammen und schreien laut auf. In der Tiefe des Gewebes ist noch eine Reizung vorhanden, wie ein blauer Fleck im Inneren, der auf die erneute Aktivierung heftig reagiert. Nun zurück zu den traumatischen Einschreibungen im Körperselbst: Da die verkapselten Körperengramme keinen Kontakt zu den symbolischen Netzwerken der Bilder und Sprache haben, sind sie nur durch Wahrnehmungsfokussierung auf Körperempfindungen und körperliche Zustände aufzuspüren und mittels Bildern und Sprache wiederzubeleben, um so mit den anderen Ebenen des Erlebens wieder verbunden und integriert zu werden. Wir werden uns im 5. Kapitel über *Embodiment* und die *verkörperte Selbstwahrnehmung* näher damit befassen.

Welcher Art diese frühkindlichen Episoden nun auch sind, das Kind verinnerlicht das Muster aus körperlichem und emotionalem Selbsterleben und dessen Regulation im Kontakt und Dialog mit seiner Bindungsperson. Das kindliche Selbsterleben des eigenen Körpers wird also durch die Einstellung und Umgangsweise einer wichtigen anderen Person zum kindlichen Körper geprägt. Im guten Fall entwickelt das Kind in seinem Inneren einen Bedeutungszusammenhang zwischen seinen leiblichen Empfindungen, deren Ursachen und den Möglichkeiten, sie zu regulieren (Bion, 2016). Allmählich werden all die Beziehungsepisoden als unbewusstes, *implizites Beziehungswissen* im *emotional-prozeduralen Gedächtnis* des Kindes niedergelegt. Inhalte dieses Gedächtnisses werden in Körpergefühlen als verkörperte Erinnerungen oder *embodied memories* gespeichert (Stern, 2000). Die Muster der leiblichen Reaktionen schreiben sich gewissermaßen in das Körperselbst oder Kernselbst des Kindes als eine Hintergrundfolie oder Prägung ein. Leikert (2022, S. 8) beschreibt es folgendermaßen:

> »Der Körper ist in jeder Faser mitbestimmt durch Beziehungskonstellationen und insofern er die Lebensgeschichte des Subjekts inkarniert, ist er ein Gedächtnissystem. Der Körper ist immer ein psychologischer Körper: eine biologische Entität, die in ihren Strukturen vom psychischen Leben mitgeformt ist.«

Im Verlauf des Lebens werden im emotional-prozeduralen Gedächtnis auch weitere motorische Fähigkeiten wie bspw. Fahrradfahren, der Umgang mit Messer und Gabel und Ähnliches gespeichert. Inhalte dieses Gedächtnisspeichers werden im jeweils passenden Kontext automatisch aktiviert, ohne dass wir darüber bewusst nachdenken müssen.

Frühkindliche Prägungen: Späteres Selbsterleben und Verdrängen von Gefühlen

»Alle Erinnerung ist Gegenwart.«

Novalis

Obwohl diese frühen positiv oder negativ geprägten Interaktionserfahrungen nicht sprachlich mitteilbar und bewusst erinnerbar sind, wirken sie lebenslang in uns und beeinflussen unser Leben. Im günstigen Fall ausreichend guter und relativ konstanter Erfahrungen erlebt sich das Baby in seinem Körperselbst angenommen. Es bildet so die Grundlage für die Selbstempfindungen aus, in der Welt existenziell bestätigt, angenommen und akzeptiert zu sein. Dieses Selbstempfinden ist die Quelle eines guten und stabilen Selbstwertgefühls. Menschen, die in ihrer Entwicklung jedoch hauptsächlich Furcht gebietende, enttäuschende oder vernachlässigende, also insgesamt negativ wahrgenommene Erfahrungen machen mussten, werden eher ein generell niedriges Selbstwertgefühl ausbilden. Diese frühen Erlebnisse beeinflussen, aus welcher Perspektive wir im weiteren Verlauf des Lebens auf uns und die Welt blicken. Wir können uns das wie ein Sieb oder einen Filter vorstellen, der im Hintergrund Ereignisse und auftretende Gefühle nach Passung ausfiltert. Informationen, die zu unseren Prägungen passen, können ungehindert zu uns vordringen, unpassende jedoch werden entweder aufgehalten oder durch den Filter verstärkt oder verzerrt. Dadurch werden diese frühen lust- oder unlustbetonten Prägungen, die wir auch als Schemata oder Komplexe bezeichnen können, im Laufe des Lebens immer stabiler und stärker (Meier, 2013). Es wird gleichsam zur grundlegenden Einstellung, mit der wir generell das Leben und das, was es an uns heranträgt, wahrnehmen.

Menschen, deren Selbstkonzept geprägt ist von Gedanken und Gefühlen, nicht gut genug zu sein, es nicht Wert zu sein, geliebt zu werden, schwach, unterlegen und hilflos zu sein oder allein gelassen zu werden usw., erleben sehr häufig Gefühle von Scham, Schuld, Minderwertigkeit und Angst, wobei die inneren Möglichkeiten, angenehme Emotionen wie Freude, Glück und Zufriedenheit zu empfinden, eingeschränkt sind (Lammers, 2007). Sinngemäß ausgedrückt verdunkeln die Gläser der Brille so stark, dass das Licht nicht ausreichend hell wahrgenommen werden kann. Im Falle ausgeprägter verdunkelnder Prägungen täte es demnach gut, sich diesen mit professioneller Unterstützung zuzuwenden, um den verzerrenden Filter abzubauen und das Spektrum des emotionalen Erlebens zu erweitern. Denn abgesehen von den individuellen Prägungen kommt erschwerend hinzu, dass wir Menschen evolutionsbedingt generell mit einer höheren Empfänglichkeit für ängstigende Reize ausgestattet sind, um im Notfall zügig vor dem wahrscheinlich allseits bekannten Säbelzahntiger fliehen zu können. Trifft diese entwicklungsgeschichtliche Ausstattung mit lebensgeschichtlich erworbenen Prägungen zusammen, denen viele schmerzhafte Emotionen innewohnen, ergibt sich in Summe ein Dasein, was vornehmlich von unangenehmen Gefühlen begleitet wird. Da das natürlich nicht gut auszuhalten ist, werden diese Gefühle aus Gründen des Selbstschutzes häufig verdrängt. Gefühle zu verdrängen, ist nun aber eine zweischneidige Angelegenheit. Im Falle einer Zusammenkunft mit dem Tiger wäre es natürlich durchaus sinnvoll, in einen Zustand höchster innerer Aktivierung zu kommen und die Wahrnehmung von Gefühlen zu verdrängen, um schnellstmöglich fliehen zu können. Würde ein Mensch sich stattdessen erst mal beruhigen, um ausgiebig nachzudenken, was ängstigt, fielen die Erkenntnisse höchstwahrscheinlich recht spärlich aus – nun gut, auch im ersten Fall ist ein glücklicher Ausgang in dieser Lebenslage wohl eher unrealistisch.

Kommen wir also zurück zu den realen Anforderungen des heutigen Lebens in unseren Breitengraden, denn auch diese Gegebenheiten machen es zeitweise erforderlich, unsere Gefühle zu unterdrücken und die Selbstwahrnehmung des Körpers abzuspalten, um uns an Situationen schnellstmöglich anpassen zu können. Das ist sehr wichtig und im Falle traumatischer Erlebnisse sogar lebensnotwendig. Ist aber das eigene Erleben dauerhaft konfrontiert mit stressenden, bedrohlichen und angstauslösenden Umständen oder Erlebnissen, die von heftigen Schuld- oder Schamgefühlen begleitet werden, kann es zu einer dauerhaften Verdrängung von Bedürfnissen und Gefühlen, einschließlich ihres Körpererlebens, kommen. Ist diese Verdrängung anhaltend, führt dies zum Erleben von Entfremdung, quälender Leere oder Unlebendigkeit, häufig in Kombination mit hoher innerer Spannung, der dann wiederum oftmals durch intensive Reizstimulierung versucht wird beizukommen, was mit einer weiteren Überforderung der psychischen Kapazitäten einhergeht. Da es zwar vielmals gewünscht und versucht wird, aber nicht möglich ist, die eigene Emotionalität nur in einer Richtung vom Erleben auszuschließen, kommt es unweigerlich auch zu einem Verlust der Fähigkeit, angenehme Gefühle spüren zu können. Die Bandbreite und damit der Reichtum des Gefühlslebens schwindet. Besonderheit, Persönlichkeit und Lebendigkeit des Menschen gehen verloren oder liegen zumindest unter einem dichtgewebten, schweren Umhang begraben.

Verdrängte Emotionalität und Denken

»Man kann nicht denken, wenn man es eilig hat.«

Platon

Ist der spürende Kontakt zu sich selbst, zum eigenen Körperselbst und damit zur Emotionalität so versperrt, geht darüber hinaus auch die Fähigkeit zum Denken verloren. Wenn, werden Sie sagen, die Emotionen keine Unruhe hineinbringen, ist das doch eine prima Voraussetzung, um ungestört denken zu können. Es ist natürlich richtig, dass starke Affekte unsere Aufmerksamkeit so beanspruchen, dass produktive Denkbemühungen nicht wirklich möglich sind, allenfalls Grübeleien über die affektauslösenden Gegebenheiten. Da aber jedes Denken in Ablauf und Richtung von Emotionen mitgelenkt wird, diese sinnbildlich den Treibstoff fürs Denken liefern, brauchen wir ihre Anwesenheit. Jedem Denken liegt der Wunsch zugrunde, eine Lücke zu schließen, zwei bisher unverbundene Teile zu verbinden. Dieser Drang oder diese Motivation entstammt unseren Grundbedürfnissen und Wünschen; die nötige Energie für diese Arbeit liefern Emotionen (Bion, 1990; Rudolf, 2020). Extreme Affekte verhindern also unser Denken, moderate sind hingegen nötig und fördern Denkprozesse.

Anpassung, unterdrückte Bewegungsimpulse und Entfremdung vom Körperselbst

»Wenn Äußerungen von Wut, Traurigkeit, Ekel, Liebe, Verlangen oder Furcht regelmäßig mit Bestrafung, Kritik oder Zurückweisung beantwortet werden, dann lernt man, den körperlichen Ausdruck dieser Gefühle zu stoppen, indem man die Bewegungen hemmt, die sie auslösen.«

James Kepner

Schon früh im Leben bringt die normale kindliche Sozialisation es mit sich, Gefühle unterdrücken zu lernen und den impulsiven körperlichen Ausdruck von Gefühlen zu hemmen. In der Schule still zu sitzen, nicht zu weinen, weil etwas nach Meinung der Erwachsenen nicht wehtut, still sein zu müssen, damit die Erwachsenen nicht gestört werden, sind nur einige Beispiele. Kinder haben sehr feine Antennen für Gefühle, die von den Eltern nicht gut ausgehalten werden können (das kann übrigens auch kindliche Freude sein), und reagieren darauf häufig mit Anpassung. Sie sind auf die Liebe der Eltern angewiesen. Um diese zu sichern, unterdrücken, blockieren oder spalten sie Gefühle ab, denen kein Respekt entgegengebracht wird. Das geschieht, indem sie den körperlichen Ausdruck des Affekts hemmen, bspw. durch Anhalten des Atems, starke Muskelanspannung oder Ersetzen des unerwünschten Gefühls durch ein »erlaubtes«. Wird dieses Abwehrverhalten zur Gewohnheit, kommt es zu einer dauerhaften erhöhten Spannung bestimmter Muskelgruppen: Es stellt sich ein hoher *Muskeltonus* ein, der nun die Wahrnehmung von Impulsen generell verhindern kann (Downing, 1996).

Die Psychiaterin und Entwicklungspsychologin Mechthild Papoušek und der Kinderarzt Hanus Papoušek (1979) stellten fest, dass Säuglinge auf anhaltende Frustration mit einer Verminderung der Atemtiefe und einer mechanischen Atemfrequenz reagieren, was mit dem Totstellverhalten vergleichbar ist. Dieser Grundmechanismus der Gefühlsabwehr könnte bei Chronifizierung zu einer dauerhaften Atembremsung führen: einer Reduktion der Atmung zur Verhinderung von Erregung. Außerdem bedeutet die habituelle Gefühlsabwehr eine permanent hohe Stressbelastung des Organismus, die wiederum mit chronisch gesteigerter Muskelspannung einhergeht, was zu verschiedenen Folgeerkrankungen führen kann. In der Atembremsung sah der Arzt, Psychoanalytiker und Sexualwissenschaftler Wilhelm Reich (1942) den zentralen Mechanismus der *Affektverdrängung* und *Affektunterdrückung* überhaupt. So leiden seiner Meinung nach viele Menschen unter einer dauerhaften Anspannung des Zwerchfellmuskels und atmen infolge dessen flach und abgehackt. Dies führe zu einer charakterlichen und körperlichen Haltung, die durch die »muskuläre Panzerung« das Individuum von schmerzlichen Emotionen abschirme.

Das Beispiel beider Papoušeks verdeutlicht, dass lebensgeschichtliche Erfahrungen aus Umwelt und Erziehung, die eine Einschränkung und Kontrolle des Gefühlsausdrucks des Kindes erfordern, bei diesem zu muskulären Blockaden und Hemmungen führen, die langfristig zu einer Über- oder Unterentwicklung körperlicher Strukturen und somit zu Haltungsveränderungen führen. Eine Einschränkung der körperlichen Mobilität, Empfindsamkeit und Flexibilität führt wiederum zu einer fortschreitenden psychischen Gefühllosigkeit. Das Dilemma des Kindes, sich auf bestimmte Weise verhalten – eine Haltung einnehmen – zu müssen, um angenommen zu sein, führt also im negativen Fall zu einer gewohnheitsmäßigen Unterdrückung der eigenen Bewegungen. Über längere Zeit führt dies zu einem rigiden, starren Körper und es wird zunehmend schwerer, gehobene Emotionen wie ausgelassene Freude zu erleben, da diese an ein sehr dynamisches Bewegungsmuster gekoppelt sind. Das Spektrum der möglichen Abwehrformen gegenüber unerwünschten Affekten ist jedoch noch sehr viel umfangreicher, als anhand des einen Beispiels beschrieben wurde. So könnten unterdrückte Impulse neben anderem auch gegen das eigene Selbst oder Teile des eigenen Körpers umgeleitet oder die Affekte ausschließlich als körperliche Missempfindung oder Schmerz gespürt werden.

Ohne Frage ist es für Kinder auch wichtig zu lernen, Rücksicht zu nehmen und Grenzen zu akzeptieren. Eigene innere Grenzen und Vorstellungen, was gut wäre oder besser unterlassen werden sollte, kann ein Kind erst allmählich in sich etablieren, wenn es dies zuvor von außen durch seine Beziehungspersonen erfahren hat. Das darf aber nicht durch körperlichen oder emotionalen Druck erfolgen, dem sich das Kind nur aus Angst vor Strafen oder Liebesentzug unterordnet. Müssen Kinder (und auch Erwachsene) zu viel unterbinden, resultiert daraus eine Entfremdung von eigenen Bedürfnissen und Gefühlen und damit auch vom Kontakt zum vitalen Körperselbst. Gefühle permanent zu unterdrücken oder zu verdrängen bedeutet, auch die ihnen zugehörigen Bewegungsimpulse bezwingen zu müssen, was sehr problematische Auswirkungen auf unser Wohlbefinden hat. Da die innere Erregung trotz der Hemmung der Wahrnehmung vorhanden ist, muss dauerhaft viel Kontrolle und Kraft ausgeübt werden, um alles im Griff zu behalten. Wir können es uns so vorstellen, als ob wir mit einem Arm versuchen, einen großen, mit Gas gefüllten Wasserball unter der Wasseroberfläche zu halten. Anfangs wird das ohne Probleme möglich sein, nach gewisser Zeit beginnt unser Arm jedoch lahm zu werden und die Schulter meldet sich mit einem Schmerz. Vergeht weitere Zeit, werden Arm, Schulter und Rumpf immer steifer und starrer, vielleicht beginnt auch der Kiefer zu schmerzen, weil wir die Zähne so aufeinanderpressen. Vielleicht kommt noch ein Krampf in den Zehen oder der Wade dazu. Irgendwann also ist unser gesamter Körper damit beschäftigt, diesen Ball am Aufsteigen zu hindern. Wir erstarren und verlieren die Fähigkeit, uns mit unserer Aufmerksamkeit anderen Dingen zuzuwenden. Wir hören die Vögel nicht mehr zwitschern, reagieren genervt auf andere Menschen oder vergessen wichtige Erledigungen, kurzum: Wir sind angespannt und eingeengt. Ist die Kraft, das Geschehen zu kontrollieren, aufgebraucht oder es kommen noch andere Stressfaktoren dazu, kann es zu einer krisenhaften Zuspitzung kommen. Der Ball schnellt hoch und explodiert. Weniger kräftezehrend wäre es gewesen, das Ventil des Balls vorsichtig oder wieder und wieder zu öffnen, um dosiert Druck entweichen zu lassen, sodass er seine unkontrollierbare Dynamik verliert. Übertragen wir diese Fantasie auf unseren Organismus, wird deutlich, dass eine dauerhafte Aktivierung des spannungssteigernden Teils unseres Nervensystems sehr negative Auswirkungen auf unsere Gesundheit und die Beziehung zu unseren Mitmenschen hat. Der emporschnellende Ball steht symbolisch für eine überflutende Affektentladung eines unter Dauerspannung stehenden Individuums, was weder für den betroffenen Menschen selbst noch für seine Beziehungen regulierende Wirkung hat (vgl. Rudolf, 2020).

Um besser nachvollziehen zu können, wie bedeutsam es für unsere Gesundheit ist, eine ausgewogene Bewegung zwischen An- und Entspannung zu unterstützen, machen wir uns nach einem kurzen Exkurs zu Gesundheit und Selbstregulation im darauffolgenden Unterkapitel vertrauter mit den automatischen Abläufen und der Arbeitsweise unseres vegetativen oder autonomen Nervensystems.

Exkurs: Gesundheit und Selbstregulation

Gesundheit, verstanden im Sinne der ganzheitlichen Definition der Weltgesundheitsorganisation WHO, »ist ein Zustand des vollständigen körperlichen, geistigen und sozialen Wohlergehens und nicht nur das Fehlen von Krankheit oder Gebrechen«, umfasst also die drei Komponenten *psychisch-geistig*, *physisch* und *sozial*, die immer auch miteinander wirken. Die Formulierung insgesamt wirkt sehr ideal, kategorial und damit wohl auch etwas statisch. Die Übergänge von Gesundheit zu Krankheit sind sicher manchmal abrupt, aber häufig auch eher fließend.

Betrachten wir Wohlergehen im Sinne einer intakten, flexiblen Fähigkeit der Selbstregulation zwischen Ausschlägen in eine bestimmte Richtung und deren kompensatorischen Gegenbewegungen, gelangen wir zu einer realistischeren Sichtweise (vgl. Jung, 1971). Körper und Seele streben – wie alle lebendigen, selbstregulierenden Systeme – permanent danach, ein Gleichgewicht zu erreichen, eine *Homöostase*. Diese ist aber innerhalb eines Lebewesens aufgrund sich stetig verändernder Lebensbedingungen immer ein vorläufiges, kurzzeitiges Gleichgewicht, ein *Fließgleichgewicht*, dessen Schicksal es ist, innerhalb kurzer Zeit erneut von einem Ungleichgewicht herausgefordert zu werden. Der dynamische Organismus mit all seinen

Anteilen ist also ständig bemüht, das innere Gleichgewicht herzustellen und zu erhalten, Spannungen auszugleichen und zu regulieren. Schwierig im Sinne von »ungesund« ist also nicht das dauerhafte Aufkommen neuer Dysbalancen, sondern der Verlust der Fähigkeit, diese zu regulieren, und damit eine sich etablierende Einseitigkeit.

Kommen wir zurück zu den in der Definition erwähnten Komponenten und konzentrieren uns auf die Vernetzung der körperlichen und psychischen Funktionen in den Autoregulationsprozessen des vegetativen Nervensystems, wohl wissend, dass soziale und damit auch Umgebungsfaktoren wie der »Tiger« ursächlich für die Bemühungen um Balance sein können. Wie untrennbar körperliche und psychische Anteile verflochten sind und wie wenig Sinn eine getrennte Betrachtung zu machen scheint, wird noch deutlicher, wenn wir nun den Aufbau und die Funktionen des autonomen Nervensystems erkunden.

Autonomes Nervensystem: Kampf, Flucht, Erstarrung oder Entspannung

> »Wer Frieden in der Seele hat, beunruhigt weder sich selbst noch einen anderen.«
>
> *Epikur von Samos*

Unser Nervensystem besteht aus dem *zentralen* und dem *peripheren* Nervensystem, wobei sich das periphere in das somatische Muskel-Skelett-System und das vegetative oder autonome Nervensystem unterteilt. Letztgenanntes untergliedert sich wiederum in *sympathische* und *parasympathische* Strukturen, die im Austausch miteinander die Tätigkeit unserer inneren Organe, des Herzens und der Atmung regulieren. Der Begriff autonom ist vielleicht etwas verwirrend, denn alle diese Subsysteme sind nicht wirklich unabhängig voneinander zu betrachten. Sie stehen wechselseitig über Nervenbahnen, die vom Körper zum Gehirn aufsteigen, auch *afferente* Nervenfasern genannt, und andere, die vom Gehirn zum Körper absteigen, *efferente* Fasern, miteinander im Austausch, beeinflussen und regulieren sich (Porges, 2010). Das autonome Nervensystem, dessen Funktionen wir im Absatz über die körperliche Innenwahrnehmung teils bereits kennengelernt haben, unterliegt jedoch, anders als das somatische Muskel-Skelett-System, nicht unserer willkürlichen Kontrolle. Deshalb wird es als autonom bezeichnet.

Gebildet wird das autonome Nervensystem also aus dem *Sympathikus* und dem *Parasympathikus*. Die frühere Vorstellung, dass es sich hier um zwei gegeneinander – antagonistisch – wirkende Nervensysteme handelt, gilt heute aufgrund aktuellerer neurophysiologischer Erkenntnisse als überholt. Die Aufgabe des sympathischen Systems ist es, den Organismus durch Mobilisierung von Energie optimal auf eine Kampf-Flucht-Reaktion vorzubereiten, um sich kurzfristig erhöhten Belastungen stellen zu können. Der gesamte Körper wird hierzu in Aktivität und Erregung versetzt. Das Herz beginnt schneller zu schlagen, die Blutgefäße verengen sich, der Blutdruck steigt. Die Bronchien werden erweitert und der Atemrhythmus beschleunigt. Die Funktionen des Magen-Darm-Trakts werden gehemmt, die Durchblutung der Skelettmuskulatur erhöht. Die Nebennieren schütten die Botenstoffe Adrenalin, Noradrenalin und Kortisol aus, die Leber setzt Glucose frei. Die Pupillen weiten sich und die Aufmerksamkeit steigert sich. Zwischenmenschliche Interaktionen wie soziale Kontaktaufnahme, Zuhören und miteinander Kommunizieren sind stark eingeschränkt und die äußere Umgebung wird eher als bedrohlich eingeschätzt. Die innere Spannung steigert sich zunehmend, die Stimmung wird gereizt, der Geisteszustand zerfahren. – Vielleicht verspüren Sie schon beim Lesen dieser Zeilen ein wenig Unruhe in sich aufsteigen? Wahrscheinlich wird es deutlich, dass dies, falls es in einen Dauerzustand übergeht, mit einem Zustand permanenter Alarmbereitschaft und einer Vielzahl von Symptomen und krankhaften Veränderungen einhergeht. Schauen wir uns nun den Ablauf der Stressreaktion etwas genauer an:

Erkennt das Gehirn sensorische, kognitive oder emotionale Reize, die als stressreich empfunden werden, setzt es verschiedene Reaktionen in Gang, um das Signal adäquat beantworten zu können. Die akute Stressreaktion verläuft in drei Phasen – Alarmreaktion, Widerstands- und Erschöpfungsphase – und wird von zwei unterschiedlichen Vorgängen gesteuert. Der erste, schnellste Prozess ist neuronal vermittelt und leitet die vegetativen Reaktionen ein. Dies geschieht, indem die Amygdala einen Kern (Locus caeruleus) im Hirnstamm aktiviert, der *Noradrenalin* freisetzt und dadurch den Sympathikus erregt. Die Nebenniere schüttet, angeregt durch das Noradrenalin, darauf *Adrenalin* aus. Diese beiden Botenstoffe bewirken in der ersten Phase der Stressreaktion – der *Alarmreaktion* – eine unmittelbare, allgemeine Aktivierung und Mobilisierung auch von Immunzellen, um den Organismus optimal für einen Kampf oder eine Flucht bereit zu machen. Bleibt die Stresseinwirkung bestehen, beginnt die *Widerstandsphase*, in der sich die physischen Prozesse ein wenig beruhigen und der Körper sich an die stressenden Bedingungen gewöhnt. Um der Belastung weiter standhalten zu können, kommt die zweite Reaktionsachse in Betrieb: der langsamere hormonvermittelte Weg der Hypothalamus-Hypophysen-Nebennierenrinden-Achse (HHN-Achse), der eine erhöhte Ausschüttung des »Stresshormons« *Kortisol* auslöst. Die wichtigste Wirkung von Kortisol ist – neben einer schnellen und langanhaltenden Bereitstellung von Energie durch Anhebung der Glukosekonzentration im Blut – die Hemmung von Immun- und Entzündungsreaktion. Die immunsuppressive und beruhigende Wirkung wirkt über verschiedene Prozesse (Zelltod von T- und B-Lymphozyten, Hemmung der Prostaglandinsynthese, Verringerung von entzündungsfördernden Zytokinen etc.) einer überschießenden Immunreaktion entgegen (Barnes, 1998). Um die bereitgestellte Energie möglichst effektiv in die Muskeln und das Gehirn zu befördern, erhöht Kortisol die Kontraktionskraft des Herzens. Außerdem erfolgt eine Umverteilung des Nährstoff- und sauerstoffreichen Bluts weg von Haut und Zellzwischenräumen, hin zu Muskulatur und Gehirn, wo es in Notsituationen dringend benötigt wird (Walker et al., 1998). Kann der Organismus bei weiterhin anhaltendem Stress nicht in eine Erholung übergehen, kommt es zur *Erschöpfungsphase*, in der die Regulations- und Rückkopplungsprozesse zwischen den beteiligten Strukturen und Rezeptoren entgleisen und sich funktionale und strukturelle Veränderungen ausbilden. Im Gehirn (einem Teil des zentralen Nervensystems) bspw. kann dies zu Funktionsstörungen des Hypothalamus, Hippocampus und der Amygdala führen, was mit Fehlregulationen wie Depressionen oder Angststörungen in Zusammenhang gebracht wird (Deutzmann, 2021).

Im Bereich der Immunabwehr verändert sich die Produktion und das Zusammenspiel zwischen den entzündungsfördernden, *proinflammatorischen Zytokinen*, die im Falle eines Kontakts mit Infektionserregern Immunzellen aktivieren und transportieren, und den *entzündungshemmenden Zytokinen*, die die Immunzellen zum Rückzug auffordern und so für ein Abklingen der Entzündung sorgen, nachdem Erreger unschädlich gemacht wurden. Bleiben allerdings die entzündungsfördernden Botenstoffe aufgrund von Entgleisungen des Zusammenspiels permanent erhöht, ist also das Gleichgewicht zwischen den Zytokinen gestört, setzt sich die niederschwellige Entzündungsreaktion dauerhaft fort und kann zur Folge haben, dass eigentlich harmlose Erreger durch das körpereigene System überschießend beantwortet werden. Dies schädigt den Körper und kann ursächlich für die Entwicklung vielerlei Erkrankungen sein (Groß et al., 2016). Die chronischen Entzündungsvorgänge können potenziell alle Organe und Zellen angreifen und auch das Risiko für Herzinfarkte, Schlaganfälle und die Entstehung von Krebs- und Autoimmunerkrankungen sowie Stoffwechselstörungen und Osteoporose erhöhen. Darüberhinaus können sich diverse Symptome wie Kopfschmerzen, Unruhezustände, Nervosität, Muskelkrämpfe, Verspannungen, Schlafstörungen, Konzentrationsstörungen, übermäßiges Schwitzen, eine beeinträchtigte Immunabwehr und weiteres einstellen. Das individuelle Risiko, bei dauerhaftem Stress an chronischen Entzündungen zu erkranken, ist von Mensch zu Mensch sehr heterogen. Sowohl genetische Unterschiede in der Funktionsweise der Kortisolrezeptoren als auch Veränderungen dieser Rezeptoren durch chronisches Stresserleben und frühe Traumatisierungen bedingen die unterschiedliche Empfindsamkeit.

Gesund, so scheint klar, ist Stress auf Dauer für keinen Organismus. Es ist demnach essenziell, von der physiologischen Stressreaktion wieder in einen entspannten Zustand zurückkehren zu können. Auch hier ist es gewiss unterschiedlich, wie Menschen sich am Besten entspannen können. Insgesamt hilft sicher erholsamer Schlaf, Sport, Pausen und eine gesunde Ernährung, um Stress und Kortisol abzubauen (Rohleder, 2023). Erholung wird möglich, wenn der parasympathische Anteil des vegetativen Nervensystems dafür sorgt, dass sich die Herzfrequenz verlangsamen kann, der Blutdruck sinkt, die Atmung sich beruhigt und der Stoffwechsel sich wieder normalisiert usw. Der Weg ist dann frei, um mit uns selbst und anderen in Kontakt zu treten, zu kommunizieren und klar denken zu können. Gelingt es aufgrund von anhaltenden oder traumatisierenden Belastungen jedoch nicht, in den beruhigenden Anteil des Parasympathikus überzugehen, übernimmt ein weiterer Teil des Parasympathikus und legt unser System still. Wir werden immobilisiert und in einen Zustand der Erstarrung versetzt. Aus dem Tierreich ist dies als Totstellreflex oder als *Freeze-Reaktion* bekannt, die eintritt, wenn der Modus des Kampfes oder der Flucht ausgereizt ist. Schauen wir uns nun das parasympathische System etwas detaillierter an:

In der Beschreibung folge ich der 1994 vom Psychiater und Neurowissenschaftler Steven Porges entwickelten *Polyvagaltheorie*, obgleich es auch WissenschaftlerInnen gibt, die diese Theorie momentan anzweifeln. Im Bereich der Neuroanatomie und -physiologie sind Theorien häufig vorläufig, da Erkenntnisse immer auch an die aktuell zur Verfügung stehenden Untersuchungsmöglichkeiten gebunden sind und diese sich ständig fortentwickeln. Die Polyvagaltheorie beschreibt, dass der Hauptnerv des beruhigenden, parasympathischen Systems, der *Vagusnerv* (lat. *vagus*: der Wanderer), der mit vielen Abzweigungen vom Hirnstamm zu den Lungen, dem Herzen und den Bauchorganen wandert, neuroanatomisch zweigeteilt ist. Der vordere, *zentrale Zweig* endet im Bauchraum und ist im Gegensatz zum hinteren, *dorsalen Zweig* von einer Schutzschicht umgeben, der *Myelinschicht*. Diese ermöglicht eine sehr schnelle Weiterleitung von Informationen. Der zentrale Zweig ist evolutionär der jüngere Teil und wird auch als *smarter Vagus* oder *soziales Engagementsystem* bezeichnet, denn er versorgt Muskeln, die sowohl an unserem mimischen Emotionsausdruck als auch an unserem stimmlichen Ausdruck, dem Saugen, Schlucken sowie dem Atmen und Herzschlag beteiligt sind. Ist dieser Teil unseres Nervensystems aktiv, empfinden wir Ausgeglichenheit, Wohlbefinden, Ruhe und Entspannung. Wir fühlen uns in Sicherheit, verweilen im Augenblick, sind in der Lage, unseren Körper wahrzunehmen, und können mit anderen in emotionalen Kontakt gehen. Wir sind in der Beziehung zu uns selbst und anderen präsent (Fogel, 2013).

Fassen wir noch einmal zusammen: Findet unser Erleben in einer harmonischen, ausgewogenen Bewegung zwischen der entspannenden Wirkung des Parasympathikus und der Anregung durch den Sympathikus statt, fühlen wir uns in diesem *Rhythmus des Lebens* wohl. Gelingt es uns nicht, von einem Zustand höchster Erregung oder im Falle einer immer weiter ansteigenden Bedrohung zur Entspannung zu wechseln, springt der hintere Zweig des Vagus an und lässt uns erstarren, einfrieren oder ohnmächtig werden. Im schlimmsten Fall reguliert der hintere, langsamere Vagus-Ast, der die Organe unterhalb des Zwerchfells versorgt und auch Verbindungen zum Herzen hat, den Herzschlag bis zum Herzstillstand herunter. Erfreulicherweise gibt es jedoch etwas, was Menschen selbst tun können, um zu verhindern, dass es zu solch einer Überlastungsreaktion kommt: die *vagale Bremse!* – Erkunden wir nun, was es damit auf sich hat.

Atmen: Selbstregulation durch vagale Beruhigung

»Gefühle kommen und gehen wie Wolken am Himmel bei Wind. Das achtsame Atmen ist mein Anker im Hier und Jetzt.«

Thích Nhất Hạnh

Glücklicherweise tragen wir die Möglichkeit, das entgleisende Nervensystem wieder zu beruhigen, in uns selbst. Wir haben sie also im Gegensatz zu anderen Hilfsmitteln wie Medikamenten, Alkohol, Drogen, Essen, Zocken oder Mitmenschen immer parat und können sie jederzeit anwenden. Sie ist dazu gesünder, wir können sie nicht verlieren, verlegen oder bei Freunden vergessen, denn es geht um etwas, was in uns ist: unsere *Atmung*! Sie wird vornehmlich durch das Atemzentrum – die Medulla oblongata, ein Teil des autonomen Nervensystems – im Hirnstamm gesteuert. Durch bestimmte Atemtechniken können wir jedoch bewusst regulierenden Einfluss auf die Atmung ausüben. Atmen wir ein, stärkt das den Einfluss des Sympathikus, atmen wir aus, wird der Parasympathikus aktiviert. Er senkt die Herzfrequenz und den Blutdruck, dämpft den Einfluss des Sympathikus und sorgt für die Entspannung des Zwerchfells und der Zwischenrippenmuskeln. Diese hemmende Wirkung des zentralen Vagus wird als *vagale Bremse* bezeichnet. Nun müssen wir natürlich sowohl Ein- als auch Ausatmen, haben aber die Möglichkeit, die Phase der Ausatmung bewusst zu verlängern, insgesamt also der beruhigenden Wirkung des Parasympathikus mehr Gewicht zu geben.

Dazu lenken wir die Aufmerksamkeit auf den Atem und versuchen bewusst durch die Nase in den Bereich der unteren Rippen und in den Bauchraum einzuatmen. Sind wir gestresst oder voller Angst, atmen wir flach und schnell in den oberen Rippenbereich und in den Bereich des Brustbeins. Am besten ist es, dies einmal in Ruhe auszuprobieren und mit den verschiedenen Arten zu Atmen zu experimentieren. Wenn Sie bisher nicht gewohnt sind, der Atmung Beachtung zu schenken, fühlt sich das erst einmal wahrscheinlich ungewöhnlich und künstlich an. Geben Sie sich Zeit. Anfangs kann es Ihnen im Liegen leichter fallen, Ihre Atmung zu beobachten, da Ihre Rumpfmuskulatur sich entspannen kann. Außerdem können Sie zur Unterstützung eine Hand auf den Bauch und die andere auf Ihr Brustbein legen und so überprüfen, ob der obere Bereich weitestgehend ruhig bleibt und der Bauch sich sanft hebt und senkt. Die Bewegung der Bauchdecke geht dabei nur etwas nach oben und in Richtung Füße. Es geht nicht darum, den Bauch aktiv nach außen zu drücken. Die umgangssprachlich Bauchatmung genannte Art zu Atmen ist die Zwerchfellatmung. Das Zwerchfell oder *Diaphragma* ist ein Muskel, der den Brust- vom Bauchraum trennt, liegt unterhalb der Lunge, also zwischen der Brust- und Bauchhöhle, und hat die Form einer nach oben gewölbten Doppelkuppel.

Wenn Sie sich mit den Ellbogen auf einer Tischplatte aufstützen und die Hände vor ihrem Gesicht locker falten, können Sie sich das gut vorstellen. Verändern Sie nun den Winkel in Ihren Handgelenken in Richtung eines rechten Winkels, ohne die Ellbogen zu verschieben, so strecken sich Ihre

Finger. Führen Sie diese Bewegung im Wechsel aus, entspricht das in etwa dem Bewegungsablauf, den das Zwerchfell vollzieht, wenn es sich an- und entspannt. Eine Anspannung oder Kontraktion des Diaphragma entspricht hier der Handposition mit den gestreckten Fingern. Durch die Anspannung des Zwerchfells flacht sich die Doppelkuppel ab und der Brustraum wird in Richtung der Füße (nach unten) vergrößert. Dadurch erweitert sich der Raum in der Brusthöhle und die Lunge dehnt sich aus, wodurch sich der Druck in ihr verringert und sie Luft einsaugt, um das Druckgefälle auszugleichen. Beim Ausatmen lässt das Zwerchfell locker, es entspannt sich und bewegt sich dadurch in Richtung Kopf (nach oben) und schiebt die Lunge zusammen, was zum Ausströmen der Luft führt.

Wenn es Ihnen im Liegen problemlos möglich ist, die Bauchatmung auszuführen, können Sie auch im Sitzen, Stehen oder Laufen üben. Wenn Sie ein Gefühl dafür erlangt haben, in den unteren Bereich der Rippen zu atmen, beginnen Sie die Phase des Ausatmens zu verlängern, indem Sie die Luft betont langsam ausströmen lassen. Zur Unterstützung können Sie die Lippen ein wenig spitzen und die Luft mit einem Ton entweichen lassen; oder Sie lassen die Luft durch die Nase ausströmen und brummen einen M-Ton. Nun kommt noch eine kleine Pause zwischen Ein- und Ausatmen dazu, die so lang dauern sollte, bis Sie den deutlichen Impuls Ihres Körpers spüren, erneut einzuatmen.

Mithilfe dieser Atemtechnik können wir unser Nervensystem effektiv beruhigen und uns regulieren. Obwohl die Strukturen des autonomen Nervensystems weitestgehend unabhängig von unserer willkürlichen Kontrolle sind, kann die Aktivierung des Parasympathikus in gewissem Umfang bewusst beeinflusst werden. Wir haben den Hauptnerv des Parasympathikus, den Vagusnerv – unseren zehnten Hirnnerv –, bereits kennengelernt. Dieser weist ein besonderes Charakteristikum auf: Ungefähr 80 % seiner Nervenfasern sind aufsteigende Fasern (Afferenzen), das heißt, sie leiten die im Brust- und Bauchraum gesammelten Informationen an das zentrale Nervensystem weiter. Sie melden also dem Gehirn, was im Körper los ist (von Dawans et al., 2009). Der Vagusnerv leitet im Falle einer bewussten und entspannten Atmung – einer tiefen Bauchatmung mit verlängerter Phase des Ausatmen – eine Vielzahl beruhigender Impulse zum Gehirn, von dem aus wiederum die gesamten Fasern des parasympathischen Systems aktiviert werden und sich ihre entspannende Wirkung entfalten kann. – Eventuell klingt es verwirrend, von einer Aktivierung des Vagus zu hören, wenn dieser doch insgesamt dem Teil des Nervensystems angehört, der für Beruhigung sorgen soll? Vielleicht stellen Sie sich vor, dass aus dem unteren Brust- und Bauchbereich von ganz vielen Stimmen einer großen Arbeitsgemeinschaft an die obere Steuerungszentrale die Nachricht geschickt wird: »Kein Grund zur Aufregung, hier unten ist alles ruhig. Wir sind entspannt. Die Situation ist gut so für uns!«

Diese beruhigenden Effekte der Bauchatmung kommen ebenfalls beim Meditieren, dem Praktizieren von Yoga und anderen fernöstlichen Praktiken oder dem Autogenen Training zum Tragen. Nach einer gewissen Zeit der Aneignung und des Praktizieren werden auch Sie die Technik im Sitzen, Stehen oder Laufen anwenden und von der beruhigenden Wirkung profitieren können. Übrigens lässt sich der angenehme, entspannende Effekt des stimulierten Vagus ebenfalls erreichen, wenn Sie ein paar Mal gähnen oder seufzen, weil es auch im Bereich des Kehlkopfes eine große Anzahl vagaler Fasern gibt, die darauf warten, so von Ihnen aktiviert zu werden.

Erst in einer entspannten Verfassung wird es möglich, sich seiner eigenen Gestimmtheit bewusster zu werden, zu empfinden und zu spüren, was innerlich bewegt. Neben dieser inneren Kommunikation vermögen wir, mit unserem Gegenüber in einen Austausch zu gehen, indem wir den anderen wirklich hören und in seinem körperlichen Gefühlsausdruck sehen, wahrnehmen und in seinen Anliegen verstehen können. Eine vom anderen wohlmeinende Äußerung, die in einem eigenen gestressten und angespannten Zustand eventuell eher als bedrohlich von uns aufgenommen wird, kann so eingeschätzt werden, wie sie wirklich gemeint ist. Die Atemtherapeutin Ilse Middendorf (2007, S. 12) schreibt über den Atem:

> »Er ist der Seismograph unserer Innenwelt, das Ventil zur Außenwelt und Medium, um das innere Gleichgewicht immer wieder zu finden. Er ist eine verbindende Kraft. Er schafft im Leiblichen Ausgleich und Gleichgewicht und hilft uns, die Eindrücke von innen und außen wandelbar zu machen. Er verbindet den Menschen mit der Außenwelt und das Außen mit seiner Innenwelt. Atem ist Urbewegung und daher unmittelbares Leben.«

Lernen wir, unserer Atmung als zuverlässigem Signal der inneren Stimmung Aufmerksamkeit zu schenken und diese selbstverantwortlich zu regulieren, werden wir auch zwischenmenschliche Konflikte auf konstruktivere Weise verhandeln können. Es wird möglich, zuzuhören und zu sprechen ohne fliehen, kämpfen oder erstarren zu müssen. Mit anderen Worten: ohne wegzurennen, zu schreien, verbale und körperliche Gewalt anzuwenden oder regungslos und ohne Worte still zu verharren. Anstelle von Kämpfen und Zerstören kann Verhandeln treten. Gesprächstechniken, die auf diese Wirkung abzielen, werden bspw. in einem paartherapeutischen Setting genutzt, um das Erregungsniveau des Paares im mittleren Niveau zu halten und die emotionale Stimmung in Konfliktsituationen nicht eskalieren zu lassen. Solche Methoden sind natürlich ebenso im Privaten anwendbar. Es handelt sich um Techniken, die mit einer Verlangsamung der Kommunikation durch Wiedergabe des Gehörten mit eigenen Worten arbeiten, dem Paraphrasieren: »Ich habe gehört, dass du gesagt hast, dass es dich hilflos/fröhlich/traurig macht, wenn …« Auf diese Weise können Zuhörende prüfen, ob alles richtig aufgenommen wurde, und Sprechende spüren, dass sie gehört und wahrgenommen werden. Desgleichen ist es auch denkbar, seinem Gegenüber mitzuteilen, dass ein Moment zum Innehalten und Durchatmen gebraucht wird, ehe etwas erwidert werden kann. Das ist je nach Streitkultur nicht immer ganz einfach umsetzbar. Hilfreich kann es sein, dies in einem ruhigen Augenblick zu besprechen und anzukündigen, dass man dabei ist, eine Technik zur Selbstberuhigung zu erlernen, und gewillt ist, diese im Konflikt anzuwenden.

Wir haben nun in der Beobachtung der Atmung und der vagalen Selbstberuhigung eine wirkmächtige Methode sowohl zur Wahrnehmung unserer aktuellen inneren Verfassung als auch zur Stressreduktion kennengelernt. Verändert sich unsere Atmung, ohne dass eine körperliche Beanspruchung stattfindet, wird sie hastig, flach und findet eher im oberen Brustbereich statt, so tun wir uns Gutes, dies zu harmonisieren. Dann können wir in einen Dialog mit der eigenen Innenwelt gehen, unsere Gestimmtheit erkunden und spürend den eigenen Körper wahrnehmen. Dabei ergründen wir, was uns verstimmt hat, welche unserer Bedürfnisse verletzt wurden und vielleicht auch, was der eigene Anteil am Geschehen war. Auf diesem Weg können wir wieder in Kontakt kommen mit Gefühlen, die zu unterdrücken gelernt wurde. Das ist eine Voraussetzung für unsere Fähigkeit zur Selbstregulation. Werden wir uns unserer Selbst durch ein Nachdenken über unsere psychischen Zustände bewusster, findet ein Differenzierungsprozess statt. Bisher Unbewusstes wird bewusst. Es findet also eine Entwicklung der Persönlichkeit hin zur eigenen Mitte, zum eigenen Selbst statt (Schnocks, 2013) und ebendies ist nur möglich, wenn wir gelernt haben, uns selbst zu beruhigen, um uns unserem Inneren überhaupt erst zuwenden zu können. So wusste auch Siddhartha Gautama Buddha: »So du zerstreut bist, lerne auf den Atem achten.«

Ablenkung vs. schöpferische Tätigkeit

> »Die Vibration von jeder reinen tiefen Tätigkeit pflanzt sich nach allen Seiten gleichmäßig fort wie die Schwingung einer aus purer Freude geläuteten Glocke.«
>
> *Rainer Maria Rilke*

Betrachten wir nun etwas genauer, was es mit üblichen Versuchen auf sich hat, sowohl die angesprochenen Zustände mangelnder innerer Lebendigkeit und Erlebnisfähigkeit als auch die der quälenden inneren Spannungen zu regulieren. Besonders beliebt sind Bestrebungen, den unangenehmen seelischen Erscheinungen beider Ausprägungen durch intensive äußere Stimulation entgegenzuwirken, sei es durch exzessives Computerspielen und Fernsehen oder durch Konsum verschiedenster Stimulanzien, Güter oder auch durch selbstverletzendes Verhalten. Der Wunsch, endlich zur Ruhe zu kommen, die innere Anspannung loszuwerden oder das ersehnte Gefühl emotionaler Lebendigkeit zu erlangen, lässt sich dadurch allerdings wohl nur marginal und für kurze Zeit erreichen. Was fehlt, ist – wie der Psychologe und Analytiker Erich Fromm (2000, S. 254) es ausdrückt – das *Augenblickserlebnis des Tätigseins*: Muße erleben im erfüllenden Tun, in Besonnenheit und Freude im Hier und Jetzt des Augenblicks. Im kreativen, schöpferischen Schaffen (wobei es hier nicht auf das Ergebnis oder den Erfolg, sondern den Prozess ankommt) gelangen wir sowohl innerlich als auch äußerlich in Bewegung. Ersehnte Gefühle von Vitalität und Freude entstehen, denn jede schöpferische Tätigkeit bewegt uns durch die mit ihr einhergehenden Emotionen; und eben Bewegung ist ja ein Kennzeichen alles Lebendigen. Äußere oder innere Bewegtheit bedeutet, in Schwingung und damit dynamisch zu sein, im Gegensatz zu statischen, festen, starren, unbewegten und damit unlebendigen Zuständen. Im Bewegtsein erfahren wir eine Änderung unseres Zustandes, eine Veränderung oder Wandlung und damit auch immer eine Entwicklung. Sich lebenslang bewegen, verändern, entwickeln und wandeln zu können – was für eine freudige, wunderbare Tatsache!

Ob sich ein Gefühl, voller Energie und Lebendigkeit zu sein, während einer gewohnheitsmäßigen und relativ passiven Betrachtung anderer Personen und aufregender Ereignisse durch die Nutzung von Medien einstellen kann, scheint fraglich. Gewiss, wir besitzen *Spiegelneuronen* (Rizzolatti & Sinigaglia, 2014). Das sind Nervenzellen, die in uns selbst aktiv sind, als würden wir etwas von uns Beobachtetes selbst ausführen, während wir anderen bei einer Tätigkeit zusehen. Diese Nervenzellen sind Grundlage für unser Einfühlungsvermögen und unsere Intuition (Bauer, 2005). Allerdings ist unklar, in welchem Maße diese Nervenzellen aktiv werden, wenn es sich nicht um eine lebendige Begegnung handelt. Die Intensität der ausgelösten Aktivität ist zwischen Menschen sicher unterschiedlich stark. Generell stellt sich hier auch eher die Frage, ob es bei dem Ausmaß von Gewalt in Fernsehen und Internet vielleicht sogar zu hoffen wäre, dass unser Inneres damit nicht allzu intensiv in Resonanz geht. Denkbar ist auch, dass gewaltvolle Bilder und stressende Szenen von manchen Menschen nicht so wahrgenommen werden, weil diese durch einen Verdrängungsvorgang vom Erleben ferngehalten werden, was wiederum kontraproduktiv wäre für die Bemühungen, mit denen wir uns hier befassen.

Es geht nicht darum, bestimmte Ablenkungen generell schlecht zu machen. Natürlich ist es auch mal angenehm und entspannend, sich unterhalten oder zerstreuen zu lassen. Ungesund für unseren Organismus ist aber eine dauerhafte, passive Einseitigkeit. Sowohl beim Medienkonsum als auch bei Computerspielen entstehen durch akustische und visuelle Reize Bewegungsimpulse, die jedoch nicht in Motorik umgesetzt und daher wieder gehemmt und unterdrückt werden müssen, was die innere Spannung insgesamt weiter steigert. Hinzu kommt, dass nicht nur kleine Kinder, sondern auch erwachsene Menschen einströmende Reize, die aufgrund der Geschwindigkeit und Dichte nicht verarbeitet und in einen inneren Sinnzusammenhang eingebunden werden können. Es kann kein Primärprozess stattfinden und die unverdaulichen Beta-Elemente persistieren. Denn obwohl die psychischen Strukturen Erwachsener ausgereifter sind, benötigt dieser Vorgang der seelischen Verarbeitung eine gewisse Zeit. Eine Reizüberschwemmung durch ein Übermaß an digitalen Bilder erschöpft also auch die Kapazitäten zur psychischen Verstoffwechselung ausgereifter Individuen: Der Mensch kann aus der Vielzahl aufgenommener Bilder keine inneren Bilder, Vorstellungen oder Repräsentationen bilden. Sorgt man nicht zwischendurch für Abschirmung oder Ruhepausen – prasseln also Bilder dauerhaft ein, ohne dass zwischendurch eine *Kontaktsperre* errichtet wird –, kommt es zu einer Überforderung mit Verlust der Alpha-Funktion. Es bildet sich laut Bion (1990) behelfsmäßig ein sogenannter *Beta-Screen*, eine abschirmende Wand aus all den unverarbeiteten Reizen, an der alles abprallt. Es kann nichts mehr nach innen dringen und ebendort findet dazu kein weiteres seelisches Prozessieren mehr statt. Die Folge ist wiederum eine Verarmung des psychischen Erlebens, zunehmende innere Leere und Abstumpfung. Ähnlich ist es häufig bei kleinen Kindern zu beobachten, die im Zustand kompletter Überreizung immer mehr aufdrehen, Action und wiederum Reize suchen, wenn keiner ihnen hilft, zur Ruhe zu kommen. Im Falle digitaler Medien können diese Wirkungen ursächlich für den Sog nach immer mehr Konsum oder die Entstehung einer Mediensucht sein (Balzer, 2020; Lotz & Müller, 2024).

Warum also nicht statt passivem Konsumieren mal Ausschau halten, was es so alles an Bewegendem und Neuem zu entdecken gibt? Unbekanntes hat etwas sehr Besonderes an sich, denn je fremder oder ungewohnter Tätigkeiten sind, desto mehr gibt es neu zu erkunden. Vielleicht halten Sie sich für einige Dinge ungeeignet oder denken: »So bin ich eben … das geht bei mir nicht!« Mit diesen Selbstbeschreibungen treffen Sie die Entscheidung, sich selbst einzuengen, sich selbst auf das bereits Bekannte und Gekonnte zu reduzieren. Diese Strategie verhindert, bisher noch nicht Gelebtes in Ihr Leben einzulassen und damit auch neue Persönlichkeitsanteile Ihrer selbst kennenzulernen. Neues in sich zu entdecken und die beglückende Erfahrung von Gestaltungsmöglichkeiten und Wandelbarkeit stärkt unser Selbstvertrauen, das Gefühl der Selbstwirksamkeit und damit unser Selbstwertgefühl.

Alles Neue bedeutet Veränderung und auch eine damit einhergehende Unsicherheit, den altbekannten Zustand zu verlassen. Das macht uns Menschen (in unterschiedlichem Ausmaß) häufig *Angst*. Da aber die einzige Konstante im Leben die Veränderung ist, wie schon der Philosoph Heraklit vor mehr als 2.500 Jahren sagte, kommen wir nicht umhin, Veränderungen als dem Leben eigen zu akzeptieren und damit eben auch die mit ihnen einhergehenden ängstigenden Gefühle. Stellen wir uns einer Herausforderung oder Unsicherheit und lernen wir sie kennen, verwandelt sich die Unsicherheit in eine gewisse Sicherheit, da der Aspekt des Unbekannten verschwunden ist. Wir haben dann unseren Radius erweitert, etwas kennengelernt, ob an uns selbst oder in der Welt, und werden für den Mut und die Neugier mit einem Zuwachs an Bewusstheit und Ich-Stärke belohnt!

4 Angst

Schutzreaktion vs. Angststörung

> »O diese grenzenlos törichte Angst, sich gerade vor dem, was man befürchtet, so zu hüten, dass man es, obwohl man es hätte vermeiden können, noch obendrein heranholt und herbeizieht!«
>
> *Cicero*

Das Gefühl der Angst ist eine lebensnotwendige Emotion im Falle wirklicher Bedrohung (denken wir an den Säbelzahntiger!). Ihre Funktion ist es, uns vor Gefahren zu warnen und uns als direkte Reaktion auf eine äußere Bedrohung rasch zu mobilisieren, damit wir entweder durch Angriff oder Flucht unser Leben beschützen können. Ein Leben ohne jegliche Angst ist also schlichtweg nicht möglich und auch nicht wünschenswert. Nimmt das natürliche Gefühl der Angst allerdings überhand und verliert seinen eigentlichen Sinn einer Schutzfunktion oder ist die Angstreaktion – eine akute Stressreaktion – übersteigert und tritt auf, ohne dass Gefahr besteht, beginnt Angst, das Leben betroffener Menschen zu bestimmen und einzuengen. Das entspricht auch der ursprünglichen Bedeutung des lateinischen Worts *angustia*: Enge, Beengung, Bedrängnis. Angst schränkt den Erfahrungsspielraum mehr und mehr ein und blockiert uns darin, Impulsen und Sehnsüchten nachzugehen und Ideen zu verwirklichen. Außerdem verhindert sie, sich auf andere Menschen einzulassen und die Fähigkeit, intuitive Bewertungen von Situationen über das Bauchgefühl, die *somatischen Marker*, erkennen zu können. (Leider können sich diese bspw. durch überängstliche Eltern, die ständig vor vermeintlichen Bedrohungen warnten, auch verzerrt ausgebildet haben, aber dazu kommen wir später.) Kurzum: Nach und nach trennen dauerhafte Angstgefühle betroffene Menschen von ihrer Vitalität und Lebensfreude ab. Eine in Relation zur tatsächlichen Gefahr übertriebene, extreme oder dauerhafte Angstreaktion dient also nicht mehr als Warnsymptom, sondern ist zu einem eigenen Krankheitsbild, einer Angststörung, geworden. Diese hat leider die Tendenz, sich auf mehr und mehr Bereiche des Lebens auszuweiten.

Die Wurzeln solch einer nun generalisierten Angststörung liegen häufig in der Vergangenheit. Im impliziten Gedächtnis sind Erlebnisse gespeichert, die mit einer Überforderung der kindlichen Bewältigungsmöglichkeiten einhergingen; Situationen, in denen das Kind emotional oder körperlich keinen ausreichenden Schutz erfahren hat, um mit einer angstauslösenden Erfahrung umgehen zu können (wir kommen in Kapitel 5 vertiefend darauf zurück). Kommt im späteren Leben ein Reiz dieser Erinnerung nahe, wird im Körper Alarm ausgelöst, um zu verhindern, sich erneut in solch einer ausweglosen Situation wiederzufinden – auch wenn es sich um ein für den erwachsenen Menschen ungefährliches Ereignis handelt. Die Möglichkeiten des Umgangs haben sich im Laufe des Lebens verändert, aber das kann die im Körper gespeicherte Erinnerungsspur nicht mit einplanen. Die Reaktion des Körpers ist zeitlos und unmittelbar, also sehr schnell und ohne Beteiligung des logischen Denkens. Der Hirnstamm und das *limbische System*, evolutionär sehr alte Gehirnbereiche, koppeln die übergeordneten, höher entwickelten Gehirnareale des *Neocortex*, des stammesgeschichtlich jüngsten Teils der Großhirnrinde (Cortex cerebri), quasi ab. Der Neocortex kann seine Analyse der Situation als im Hier und Jetzt handhabbar nicht mehr abgeben.

Solche Vorgänge sind umso häufiger und intensiver, wenn im impliziten Gedächtnis, dem *Gedächtnis des Erlebens*, traumatische Erlebnisse im Sinne der verkörperten Erinnerungen oder verkapselten Körperengramme als körperlich eingeschriebenes Unbewusstes gespeichert sind. Kurz zur Wiederholung: Diese Erinnerungen unterscheiden nicht zwischen Gegenwart und Vergangenheit, sie existieren ohne Anfang und Ende und ohne in einen Kontext eingebettet zu sein, sie können nicht sprachlich ausgedrückt werden und als zusammenhängende Episoden erinnert werden. Hier haben sich die überfordernden, ängstigenden und mit einer unkontrollierten Stressreaktion einhergehenden Ereignisse in einer sehr frühen Phase der Hirnentwicklung ereignet. Die ordnenden Fähigkeiten des Frontalhirns, einem Teil des Großhirns, waren noch nicht ausgebildet. Ein betroffenes Baby kann daher nur mit den bereits angelegten basalen Strukturen des Hirnstamms und des limbischen Systems auf den Notfall reagieren. Das *autobiografische* oder auch *episodische Gedächtnis*, das sich erst mit der Sprachentwicklung ausbildet, gibt es noch nicht. Die Strukturen des *Hippocampus* – eines Teils des limbischen Systems – sind zwar vorhanden, aber noch nicht ausgereift genug, um die räumlich-zeitliche Einordnung eines Geschehens zu ermöglichen; das Frontalhirn – der *präfrontale Cortex* – das sämtliche Überwachungs- und Analysefunktionen bezüglich des Verhaltens und der gesamten Persönlichkeit eines Menschen übernimmt, und das Broca-Sprachzentrum, das für die Verbalisierung zuständig ist, also die Fähigkeit etwas »Gedachtes« mittels Sprache auszudrücken, sind noch nicht entwickelt (Wicht, 2011).

Auch im späteren Lebensalter, wenn sich die höheren Gehirnfunktionen bereits etabliert haben und die kognitiven Fähigkeiten Wahrnehmen, Denken, Planen, Merken und Erinnern vorhanden sind, kann es in Notsituationen, also unter heftigen Stressreaktionen, zu trennenden, *dissoziativen* Vorgängen zwischen bereits stabil vernetzten Gehirnarealen kommen. Nicht-Ertragbares wird dissoziiert, abgetrennt, und damit vom Bewusstsein ferngehalten, wie bereits angedeutet. Während eines traumatischen Erlebnisses werden Sinneseindrücke zwar registriert, jedoch nicht weiter im Bewusstsein verarbeitet. Daher können sie nicht ins autobiografische Gedächtnis überführt, eingeordnet, darin abgelegt und im Sinne einer kohärenten Erinnerung erzählt werden. Einordnen bezieht sich bspw. auf die zeitliche Dimension. Etwas Schlimmes ist geschehen, hatte einen Anfang und ein Ende, ist also abgeschlossen. Es ist mir passiert, gehört zu meinem Leben, zu meiner Vergangenheit und ist damit Bestandteil meiner Identität. Es ist schlimm, traurig und verstörend, aber ich habe es überlebt, es ist vorbei.

Das ist bei dissoziativen Phänomenen, die in der akuten Situation durchaus hilfreich und lebensrettend sind, eben nicht möglich. Hier bleiben die wahrgenommenen Sinneseindrücke als nicht eingebundene Fragmente im impliziten Gedächtnis im Sinne eines körperlichen Traumagedächtnisses erhalten. Sie können nicht als eine kohärente Erinnerung abgelegt werden. Durch eine Wahrnehmung, die der traumatischen Situation ähnelt, können sie jederzeit angestoßen werden. Ein Geruch oder ein Bild, ein Ton, Blick oder eine Erzählung, eine Körperhaltung oder Ähnliches reaktiviert dann über dieses Teilfragment das Gesamte, in der Notfallsituation gleichzeitig aktivierte und über Ausschüttungen von Botenstoffen aneinandergekoppelte, neuronale Verschaltungsmuster. »Neurons that fire together, wire together«, formulierte der Neuropsychologe Donald Hebb (zit. n. Löwel & Singer, 1992): Neuronen, die zeitgleich aktiviert sind, bilden synaptische Verbindungen untereinander aus, sie verdrahten sich gewissermaßen miteinander. Fängt nun ein kleiner Teil des Netzwerks Feuer, führt das blitzschnell zu einem Großbrand im gesamten assoziierten System. Zu erkennen sind solche aktivierten, traumatischen Erinnerungsfragmente an plötzlich auftretenden Flashbacks, einem nicht kontrollierbaren, quälenden Wiedererleben der belastenden Situation, das mit überflutenden

Gefühlen, Erregungszuständen, Dissoziationen oder körperlichen Symptomen einhergeht.

Es ist wichtig zu betonen, dass sich die folgenden Gedanken zum Umgang mit Ängsten nicht auf diese, mit Vernichtungsgefühlen einhergehenden traumaassoziierten Angstzustände beziehen, die die Angst ums Überleben und den Verlust der Integrität des Selbstgefühls und der steuernden Funktionen des Ichs beinhalten (Hurvich, 2015). Die Auseinandersetzung mit diesen kann nicht allein erfolgen, es braucht die Unterstützung durch eine Sicherheit spendende und Halt gebende Person, die mittels spezieller Interventionen hilft, traumatische Fragmente allmählich zu verarbeiten und in das autobiografische Gedächtnis zu überführen, damit Vergangenheit zu Vergangenheit werden kann (Sachsse, 2013). Dann wird es möglich, diese Ereignisse sprachlich auszudrücken, ohne von Affekten überwältigt zu werden (Barwinski, 2020). Nun können Bewältigungsstrategien aufgebaut werden und bisherige Selbstkonzepte und Selbstzuschreibungen, die auf Hilflosigkeit beruhten, können neuen Mustern weichen, die mehr und mehr Selbstwirksamkeit und Selbstvertrauen in die eigenen Kompetenzen beinhalten (Hüther et al., 2010).

Angsttoleranz erhöhen durch Selbstregulation

> »Angst wurde im selben Moment wie die Menschheit geboren. Und da wir sie niemals meistern können, müssen wir lernen, mit ihr zu leben – so wie wir gelernt haben, mit Stürmen zu leben.«
>
> *Paul Coelho*

Die mit jeder Emotion einhergehende Tendenz, sich entweder zu- oder abzuwenden, haben wir bereits kennengelernt. Da Angst eine »Unlustempfindung« ist, geht sie mit dem Impuls einher, sich zu entfernen und den Kontakt mit dem auslösenden Element zu vermeiden, in der Hoffnung, einer noch stärkeren Angstreaktion zu entgehen. Es bildet sich eine *Verhinderungskontrollstrategie* aus. Je mehr aber vermieden wird, desto enger wird es: Mehr und mehr Dingen wohnt das Potenzial inne, neue Ängste auszulösen. Erschwerend kommt hinzu, dass die Gedanken nun permanent darum kreisen, was alles in Zukunft geschehen könnte, wenn die Kontrolle nicht effektiv genug wäre, die Vermeidung zu garantieren. Das verstärkt wiederum die Anspannung und das Level der Ängste. Es ist ein Teufelskreis entstanden, der mit Angst vor der Angst einhergeht. Bedingt durch das hohe ängstliche Grundlevel treten körperliche Symptome von Angst auf, die nun häufig fälschlicherweise als eigene Bedrohung oder körperliche Erkrankungen interpretiert werden. Im weiteren Verlauf kann sich daraus auch die Angst entwickeln, an schweren Krankheiten zu leiden. Da dem Phänomen Angst durch einen Kampf gegen diese nicht beizukommen ist, stellen sich bald Gefühle von Resignation und Hoffnungslosigkeit ein. Das Vermeidungsverhalten verhindert stärkende Erfahrungen von Selbstwirksamkeit und Selbstvertrauen, die sich mit der Bewältigung einer schwierigen Situation einstellen würden. Bedingt durch die mit dem Vermeidungsverhalten einhergehende *Rückzugstendenz* kann es zudem zu selbstgewählter Isolation und Einsamkeit kommen. Nun ist auch depressiven Stimmungen der Boden bereitet und in Summe hat sich eine Angststörung plus Depression entwickelt!

Was können wir tun, damit es so weit nicht kommen muss? Empfehlenswert ist es, die eigene *Angsttoleranz* durch eine verbesserte Selbstregulation zu erhöhen. Die Fähigkeit zur *Selbstregulation von Ängsten* hat viel mit einer bewussten Entscheidung zu eigenverantwortlichem Handeln zu tun. Es ist die Einstellung zur Angst oder die Haltung der Angst gegenüber und die Entscheidung, wie die Vorgehensweise ihr gegenüber gestaltet werden soll, die die Angsttoleranz verbessern kann. Alle Menschen haben Angst, sie ist Teil unserer biologischen Ausstattung. Warum also davor weglaufen und mehr und mehr Dinge aus dem Leben ausschließen? In den Ausführungen über das Nervensystem und die Atmung haben wir kennengelernt, dass bestimmte körperliche Reaktionen automatisch ablaufen, ohne dass wir darauf Einfluss haben. Der Angstreflex gehört zu uns, er wird bleiben, aber es liegt in unserer Hand, wie wir den Umgang mit ihm handhaben. Auf der Ebene des Bewusstseins hilft es, zu akzeptieren und anzuerkennen, dass wir alle solche unangenehmen Gefühle haben. Es ist nun bewusst, was im Körper ohne unser Zutun abläuft, und es gibt in Zukunft vielleicht weniger Anlass zur Sorge.

Versuchen wir, diese unerwünschten Gefühle nicht auszuschließen, und nehmen auch diesen Teil des Gefühlsspektrums als uns zugehörig an, entziehen wir der Angst ihren verfolgenden Charakter (Schumacher, 2023). Erlauben wir auch angstvollen Gefühlen, da sein zu dürfen, und kümmern uns zum Beispiel mittels vagaler Bremse und achtsamer Selbstwahrnehmung um die Reaktionen unseres Körpers, schwächt sich die körperliche

Reaktion nach gewisser Zeit ab. Wir gelangen dadurch zur Freiheit, bewusst entscheiden zu können, wie mit der Situation weiter umgegangen werden soll. Durch eine akzeptierende Haltung gegenüber uns unangenehmen Gefühlen wird es möglich, von einem immer intensiveren und rigideren Einsatz von Kontroll- und Vermeidungsstrategien loszulassen. Der Schlüssel, um dem Kreislauf der Angst zu entkommen, ist, nicht zu warten, bis Dinge ohne Angst möglich werden. Das Warten und Verschieben wird dann wohl bis zu unserem letzten Tag andauern. Stattdessen gilt es, Neues zu wagen und sich mutig in Situationen zu begeben, obwohl diese ängstigen. Also *nicht ohne Angst, sondern trotz Angst!* Natürlich gilt das nicht für wirklich akut bedrohliche Situationen (Säbelzahntiger!) oder andere Ängste, die als Reaktion auf eine reale Gefahr für Leib und Seele entstehen. *Mut* und *Neugier* sind gute Begleiter auf diesem Weg, daher widmen wir uns diesen im Folgenden!

Weck den Tiger in dir! – oder: Der Mut zum Sein

»Denn nur dem, der Mut hat, offenbart sich der Weg.«
Paulo Coelho

Jeder Entwicklungsprozess bedarf des Mutes, sich der Angst auszusetzen, die eine neue Erkenntnis oder eine Veränderung mit sich bringen könnte. Neue Erfahrungen beinhalten immer auch ein Wagnis, nicht sicher vorausplanen zu können, was genau uns erwartet. Das Leben bringt für uns alle unzählige Herausforderungen und Probleme mit sich und häufig haben wir die Wahl, in bekannten, aber unbefriedigenden Umständen zu verweilen oder einen Schritt ins Ungewisse – schöner klingt: *Abenteuer* – vorzuwagen. Mutig zu handeln bedeutet eben auch immer einen gewissen Verzicht auf Sicherheit. Die Bereiche, die uns Mut abverlangen, sind so unterschiedlich, wie unsere Persönlichkeiten. Einige Menschen müssen sich überwinden, sozialen Zusammenkünften beizuwohnen, für andere ist zwischenmenschlicher intimer Austausch eine Herausforderung, wieder andere ängstigt der Gedanke, etwas von sich selbst kennenzulernen oder allein zu sein. Der Inhalt dessen, was persönlichen Mut verlangt, ist also sehr heterogen und individuell. Das Wissen darum, dass wir alle irgendwie, irgendwo und irgendwann für manches Mut brauchen, ist allerdings etwas sehr Verbindendes. Es schafft Raum, sowohl uns selbst als auch andere in den je eigenen angstbehafteten Bereichen wohlwollender anzunehmen.

Die Entscheidung, sich mutig auf Dinge einzulassen, hat für die Entwicklung hin zu mehr Selbstbewusstsein einen zentralen Stellenwert. Es erfordert Mut, sich der Welt der eigenen Gefühle wieder zu nähern, vielleicht jahrelang abgelehnte, vermiedene, verdrängte Gefühle zuzulassen, diese als Reaktion auf Ereignisse zu akzeptieren und in ihrer Funktion als Rückmelder der aktuellen Befindlichkeit des Gesamtorganismus anzunehmen. Es erfordert ebenso Mut, auch den unangenehmen Gefühlen akzeptierend und ehrlich zu begegnen, sich selbst in den eigenen Schwächen anzuerkennen und insgesamt zu einer realistischeren Sicht auf sich zu gelangen. Es gilt, das eigene Real-Selbst anzunehmen, statt an einem geschönten Ideal-Selbst festzuhalten. Diese *Selbstakzeptanz* des eigenen, wahren Selbst hat psychisch eine enorm entspannende Wirkung und zeigt sich in einer natürlicheren, selbstsicheren Haltung und Ausstrahlung. Das eigene Leben zu leben, so sein zu können, wie man ist, und nicht am eigenen Leben vorbei zu leben bedeutet nicht, dies als statisch und nicht veränderbar anzunehmen, sondern auch immer wieder die Möglichkeiten zu ergreifen, Dinge in Bewegung, in Fluss zu bringen und zu verändern, was nicht gefällt. Mut zu haben man selbst zu sein bedeutet also auch, die eigene Unvollkommenheit und ungeliebten Anteile anzunehmen, wenn sich in der Selbstreflexion etwas zeigt, was bisher vielleicht nicht gesehen werden wollte. Sich selbst mit den je eigenen Stärken und Schwächen wahrnehmen zu können, einschätzen zu können, was sich selbst zugetraut wird und auch wann es gut täte, andere zu Rate zu ziehen oder um Unterstützung zu bitten, schafft Selbstvertrauen.

Den Mut aufzubringen, mehr und mehr man selbst zu sein, also sich auf den *Weg der Individuation* einzulassen, heißt, auch immer wieder neue eigene Wege und Lösungen für auftauchende Schwierigkeiten und Entwicklungsschritte zu finden, anstatt sich von übernommenen Normen und Konzepten, was und wie gelebt werden sollte, leiten zu lassen (Jung, 1933). Dieser Mut, eigene Wege zu gehen, Ideen zu verfolgen und umzusetzen, sein Leben kreativ zu gestalten, erfordert auch, Gegebenheiten anzuzweifeln, sich aufzulehnen, abzugrenzen und zu behaupten, wenn den Erwartungen anderer zuwider gehandelt werden möchte. Das birgt Chancen, frischen Wind ins eigene Dasein und in äußere Strukturen zu bringen, aber ebenso die Gefahr des Scheiterns.

Nun wäre der Mut gefragt, den Misserfolg zu erdulden, auszuhalten und zu ertragen. Wohl auch der Mut, die Kontrolle abzugeben, loszulassen und darauf zu vertrauen, dass ein missglückter erster Lösungsversuch eben auch Erkenntnisse und die Chance mit sich bringt, es beim nächsten Mal besser für sich lösen zu können. Mut also zu vertrauen, obwohl wir auch immer wieder Enttäuschung erleben werden. Diesen Mut braucht es in nahezu allen Situationen, in denen wir uns öffnen, uns verletzlich zeigen und auf andere zugehen möchten; und ebenso Vertrauen darauf, dass dies von unserem Gegenüber nicht ausgenutzt wird, aber auch zu uns selbst, dass wir im Falle einer Enttäuschung damit umzugehen in der Lage sind. Je intimer dieser Bereich ist, je tiefer dieser uns in unserem Inneren berührt, sei es in der Sexualität oder in wichtigen emotionalen Beziehungen, desto mehr fordert es uns ab, den Mut zum Vertrauen und zur Hingabe aufzubringen. In Summe verlangt uns dieser Weg des Muts zum Sein doch eine ganze Menge Anstrengung ab. Motivation und entschlossenes Wollen oder reger Willen sind demnach gute Weggefährten. Ein schützendes Cape aus Humor hilft, nicht alles zu ernst zu nehmen und ab und an, wenn etwas schief ging oder eigene Begrenzungen noch nicht zu überwinden waren, auch mal über sich selbst schmunzeln zu können.

Exkurs: Imagination – Momente des Lebenswegs

> »Es gibt Wichtigeres im Leben, als beständig dessen Geschwindigkeit zu erhöhen.«
>
> *Mahatma Gandhi*

Vielleicht möchten Sie einen Moment innehalten und sich den eigenen Weg und auch den aller Mitmenschen als eine lange Gebirgswanderung vorstellen. Es wird auf dieser Wanderung Abschnitte geben, in denen der Weg mühelos zu meistern ist und Sie sich erquickt und getragen fühlen von den wahrgenommenen Naturphänomenen; Sie sich beflügelt fühlen vom strahlenden Blau des Himmels, dem satten Grün der Bergwiesen und der atemberaubenden Kulisse der Bergmassive. Sie atmen die kristallklare Luft in ihren Lungen und riechen das frische Gras. Ab und zu nehmen Sie wohlig wahr, wie ein Windhauch leicht über Ihre Haut streicht. Die Sonnenstrahlen wärmen Ihr Gesicht. Sie ziehen die Schuhe aus und laufen nahezu ohne Anstrengung, harmonisch und leichtfüßig über die sanft ansteigende Almwiese und spüren das weiche, vom Tau feuchte und kühle

Gras unter Ihren Füßen. Ab und zu hüpfen Sie fröhlich über kleine Steinhäufchen und springen über einen schmalen Bach. Mühelos finden Ihre Füße Halt. Innen und außen fühlen sich verbunden an. Sie sind eins mit sich und der Natur.

Dann mag es auch Etappen auf der Wanderung geben, die beschwerlicher sind. Vielleicht laufen Sie durch ein lichtes Waldstück, das allmählich in dichtes Unterholz übergeht. Plötzlich ist überall um Sie herum Gestrüpp und eine Unmenge an Dornensträuchern, die Ihr Fortkommen beschwerlich werden lassen. Sie bleiben an den Dornen hängen und ziehen sich einige tiefe Kratzer zu. Plötzlich und ohne Vorwarnung beginnt es heftig zu stürmen und gewittern. Der Regen peitscht in Ihr Gesicht. Sie sind komplett durchnässt und frieren fürchterlich. Die Erde unter Ihnen ist glitschig und matschig. Mühsam klettern Sie einen Abhang hoch. Ihre Füße finden keinen Halt mehr. Sie stürzen und verletzen sich den Knöchel. Eine Weile bleiben Sie am Boden kauern. Erst allmählich rappeln Sie sich auf. Sie sind erschöpft und allein, der Proviant ist fast aufgebraucht, aber Sie können jetzt nicht liegen bleiben. Schwerfällig schleppen Sie sich weiter. Jeder Schritt schmerzt in ihrem Knöchel. Nur mit viel Anstrengung kommen Sie langsam voran.

Es kann auf dem Weg auch Phasen geben, in denen Sie bedingt durch unerwartete äußere Umstände nicht mehr vorankommen. Der Pfad, auf dem Sie die tiefe Schlucht emporsteigen, wird schmaler und schmaler. Auf der einen Seite wird ihr Körper schon von einer massiven Felswand begrenzt, auf der anderen Seite geht es ohne Sicherung tief den Abhang hinunter. Ein unvorsichtiger Schritt und Sie laufen Gefahr abzustürzen. Ihr Herz schlägt zum Zerbersten. Die sengenden Strahlen der Sonne schmerzen an Ihrem Kopf. Vorsichtig an der Felswand entlang tastend folgen Sie dem Pfad, der um eine Ecke führt und plötzlich abrupt endet. Tief unter Ihnen tobt ein Wildbach, über Ihnen türmt sich die leicht überhängende Felswand auf. Es gibt keinen Weg voran. Sie müssen umdrehen und vorsichtig absteigen, um einen anderen Weg für den erneuten Versuch, den Gipfel zu erklimmen, suchen zu können.

Erschöpft und frustriert machen Sie sich langsam auf den Rückweg, bis der Weg Sie auf eine Weggabelung führt, an der Sie eine vormals unentdeckte Abzweigung erblicken. Sie folgen ihr vertrauensvoll und auch voller Erwartung, wohin der verschlungene Pfad Sie leiten wird. Er führt sie zu einer Quelle, an der Sie Ihren Durst löschen, sich erfrischen und die schmerzenden Füße kühlen. Der Anblick des klaren, aus der Felswand strömenden Wassers besänftigt Ihre Verzweiflung. Sie spüren, wie sich Beruhigung in Ihnen ausbreitet. Sie verspüren wieder mehr Energie und nehmen Ihre Wanderung erneut auf. Schon nach wenigen Metern sehen Sie eine hölzerne Almhütte auf einer Lichtung, die von Sonnenlicht umgeben ist. Vor Ihrem inneren Auge taucht das Bild einer dampfenden, wohlriechenden Mahlzeit auf. Schnellen Schrittes eilen Sie hinüber zum Gasthof. Sie verspüren die Gewissheit, sich dort stärken und ausruhen zu können, um dann zu überlegen, ob Sie mit neuer Kraft und Mut einen weiteren Anlauf zur Gipfelbesteigung machen wollen oder sich für ein anderes Etappenziel entscheiden.

Wir könnten uns noch die verschiedensten Szenarien ausmalen. Vielleicht möchten Sie noch an einer ruhigen Stelle im Fluss baden oder ein Hindernis aus umgestürzten Bäumen überwinden; sich mit anderen zu einer Wandergruppe zusammenschließen; vielleicht müssen Sie auch Orientierung finden, obwohl so dichter Nebel herrscht, dass Sie die eigene Hand vor den Augen nicht mehr erkennen können, oder Sie möchten mit einem Bergführer gemeinsam an einer Felswand klettern. Ihrer Fantasie sind keine Grenzen gesetzt, wenn Sie Lust haben, sich das für Sie Passende weiter auszumalen. – All diese unterschiedlichen Szenen können wir als Metaphern für Lebensphasen und -ereignisse ansehen. In jedem Menschenleben gibt es sonnige Zeiten, von denen wir uns wünschen, dass sie niemals vergehen; in denen wir uns treiben lassen können, ohne viel Mut und Anstrengung aufbringen zu müssen. Aber eben auch diesige, stürmische Tage oder Phasen voller Unwetter oder starkem Nebel, die uns allen Mut abfordern; Mut, überhaupt erst einmal aufzustehen, um weitergehen zu können oder um auszuruhen und innezuhalten, bis genug Kraft gesammelt ist, sich auf einen neuen Weg zu wagen.

Ein Gebirge in seiner Gesamtheit besteht aus Gipfeln und Tälern, aus Höhen und Tiefen, Anhöhen und Schluchten; und eben das menschliche Dasein auch. Erst durch den Kontrast und eine Pendelbewegung zwischen zwei Polen (bspw. Ruhe und Anregung, Aktivität und Passivität, Einatmen und Ausatmen, Schlafen und Wachen, Weinen und Lachen etc.) entsteht eine Bewegung mit hoher Amplitude, ein bewegtes Leben: wie auch Musik nur durch das Zusammenspiel von hohen und tiefen Tönen entsteht – und kaum jemand würde wahrscheinlich tiefe Töne als generell schlecht erachten und aus einem Musikstück streichen wollen. Was für ein Abenteuer könnte solch ein *bewegtes, wildes Leben* sein, dem der natürliche Fluss zugestanden würde? Wenn nur der Mut aufgebracht würde, die eigenen Emotionen in ihrer gesamten Bandbreite zuzulassen; nicht nur die gehobenen Emotionen des Gefühlsspektrums erleben zu wollen und sich aus Angst vor den unliebsamen, ja auch schmerzhaften Stimmungen vom Leben fernzuhalten und damit wesentliche Teile von sich selbst aus dem eigenen Leben zu verdrängen. Über sich selbst hinauszuwachsen und durch mutige Überwindung eigene Grenzen auszuweiten und somit neue Anteile seiner selbst ins Leben zu holen, sorgt für Freude, Glücksgefühle, Stolz, Selbstvertrauen und Zufriedenheit. Allesamt sind Hochgefühle, die ganz automatisch dem Selbstbewusstsein Auftrieb geben, worauf wir im letzten Kapitel noch näher eingehen werden!

Neugier: Triebkraft für Veränderungen

»Die Neugier hält mich lebendig – das Interesse an dem, was die Begrenzung meiner Erfahrungen sprengt. Sie läßt mich wachsen, indem sie mich an meine Grenze bringt und darüber hinaus sehen und gehen läßt. Denken, was undenkbar ist, erfahren, was unfaßbar erscheint – bis aus der Fülle der Möglichkeiten sich ein neues Bild der Wirklichkeit ergibt ... Was immer du tun und erträumen kannst, du kannst damit beginnen. In der Kühnheit wohnen Schöpferkraft, Stärke und Zauber.«

Johann Wolfgang von Goethe

Der Mensch ist von Natur aus ein neugieriges Wesen. Ohne neue Entdeckungen und Erfahrungen wären keine Entwicklungen möglich. Von Forscherdrang und Wissensdurst angetrieben, entdeckt ein Kleinkind sich und die ihm noch unbekannte Welt. Bewegt von dem Verlangen, bisher Unbekanntem auf die Spur zu kommen, erprobt es sich unermüdlich in Neuem und stößt dabei unweigerlich auch an seine Grenzen. Seine Entdeckerfreude lässt sich davon jedoch nicht lange bremsen, gibt es doch zu viele Überraschungen, Impulse und Wunder, die darauf warten, aufgespürt zu werden.

Neugier ist demnach die treibende Kraft für Entwicklung, der Motor für Veränderung! Und dennoch haftet der angeborenen seelischen Kraft von jeher ein anrüchiges Image an. Schweift sie zu sehr aus, heftet sich an triviale Objekte und wird zur Gier auf Klatsch und Tratsch, führt sie zu grenzüberschreitendem, übergriffigem Verhalten. Nichts Privates und kein Geheimnis anderer ist dann mehr vor ihr sicher. Als negatives Element der sozialen Neugier – einer Schwäche, der wohl kaum ein Mensch nicht schon erlegen wäre – schafft sie Verbundenheit unter denen, die gemeinsam über vermeintliche Fehltritte anderer lachen können, und markiert die Abgrenzung gegenüber eben jenen. Alle Peinlichkeit bleibt draußen, die eigene Weste bleibt sauber. Was für eine Erleichterung, nicht selbst betroffen zu sein! Das mag auch durchaus kurzfristig helfen, den eigenen Selbstwert zu erhöhen, indem man sich über andere stellt, langfristig allerdings geht die Rechnung nicht auf. Denn wenn wir es als gegeben ansehen, dass sich jeder Mensch schon an einem Verhalten dieser Art beteiligt hat, können wir ebenso davon ausgehen, dass die meisten Individuen schon selbst Inhalt der Schaulust und Lästerei gewesen sind. Das eben tut dem Selbstwert meist nicht besonders gut.

Laster oder Tugend

> »Die meisten Laster sind Tugenden, die sich nicht voll entfalten können.«
>
> *Marguerite Duras*

Neugier kann sich je nach Gegenstand und Ausrichtung als *Laster* oder *Tugend* zeigen, schreibt der Philosoph Martin Seel (2008). Im zuvor Beschriebenen erkennen wir also das lasterhafte Element der Neugier. »Hast du gehört und sag mal wusstest du schon, nämlich: Du verdienst dein Geld mit Prostitution. Du sollst ja meistens vor dem Busbahnhof stehen, der Kollege eines Schwagers hat dich neulich gesehen«, singen Die Ärzte 2008 im Song *Lasse redn* sehr treffend. Es ist wohl an uns, selbst zu entscheiden, ob wir unseren Selbstwert auf Kosten anderer erhöhen wollen oder ob wir ihn eher durch (möglichst häufige) Unterlassung solcher Handlungen zu verbessern suchen. Für all jene, die zum Zentrum des Tratsches geworden sind, kann der Gedanke, dass es jeden Menschen ab und an trifft, vielleicht für ein wenig Beruhigung sorgen. Ich bemühe noch einmal Worte aus dem zitierten Lied der Ärzte: »Lass die Leute reden und hör einfach nicht hin, die meisten Leute haben ja gar nichts Böses im Sinn. Es ist ihr eintöniges Leben, was sie quält, und der Tag wird interessanter, wenn man Märchen erzählt.«

Menschen lieben Geschichten, Neuigkeiten und eben auch Informationen über die Welt und die anderen da draußen. Je mehr vermeintliches Wissen über andere gesammelt wird, desto ausgeprägter ist wohl das Gefühl vom eigenen Bezug zur Welt und von Kontrolle über verschiedene Zusammenhänge. Neben einem eher narzisstischen Element, sich selbst bestätigt zu fühlen, den eigenen Status zu festigen, wenn News von anderen konsumiert werden, die nah bei den eigenen Vorstellungen liegen, tragen diese Faktoren viel dazu bei, sich zunehmend dem Sog der sozialen Netzwerke und digitalen Medien zu überlassen. Die Neugier wird dann »zu einer Spielart geistiger Trägheit, die sich bei allerlei Unwichtigem aufhält, vom Hundertsten ins Tausendste gelangt, anstatt einer intellektuell fruchtbaren Linie zu folgen«, wie es Seel (2008) ausdrückt. Dies wird allerdings dem eigentlichen Sinn der Neugier als zentrale Quelle für Wissenwollen, Verstehen und Entwicklung langfristig nicht gerecht, höchstwahrscheinlich wird diese Scheinbefriedigung eher den Verstand trüben und die Neugier einschläfern, weil wenig nützliches Wissen generiert wird.

Kommen wir nun zurück zur »tugendhaften« Neugier, die wir als zentrale Quelle der Kinder für das Begehren, verstehen zu wollen, bereits kennengelernt haben. Verstehenwollen, Wissenwollen heißt, eine Verbindung oder Zusammenhänge zwischen Teilen zu knüpfen, die bisher unverbunden waren (Bion, 1992). Lebendiges Interesse, Leidenschaft und Begeisterung – etwas erfahren, was Bedeutung hat –, was für ein kraftvoller Antrieb mag von diesen Gefühlen ausgehen! In der Neugier liegt demnach eine starke *Triebkraft* für (Selbst-)Erkenntnis, Lebendigkeit und den Mut, sich auf bisher Fremdes einzulassen. »Ich bin immer ein Kind geblieben«, schreibt Astrid Lindgren. Mit dieser Aussage macht sie deutlich, keine Angst davor zu haben, als naiv und kindisch bewertet zu werden. Eine Sorge, die wohl viele Menschen davon abhält, ihr expressives, staunendes, spontanes und kreatives kindliches Wesen in sich zu spüren und sich von diesen inneren Selbstanteilen beschwingen zu lassen. Schade, denn genau dort liegt der Schatz unseres spielerischen und kreativen Potenzials, die Quelle unserer Vitalität und für Offenheit gegenüber neuen Perspektiven. Eine Lebendigkeit, die Verbindungen nicht abwehrt und unterbindet, sondern durch Wissenwollen und Interesse bisher Unverbundenes zusammenbringt und so Spielräume erschafft, auch mehr und mehr Verborgenes in sich selbst zu entdecken und die eigenen Selbstgrenzen zu erweitern. Die psychische Abwehr, Verbindungen herzustellen, wird gespeist aus der Angst, sich schwierigen Gefühlen zu stellen, die durch neues Wissen und Verstehen ausgelöst werden könnte. Wir können uns hier die drei sich Augen, Ohren und Mund verschließenden Affen *(Nichts sehen, nichts hören, nichts sagen)* vorstellen.

Ebenso kann die Phase des Noch-nicht-Wissens, des Spontanen und Nicht-Planbaren gefürchtet werden. Es ist eine miese Nachricht, aber wir haben es schon besprochen: Ohne den Mut-Tiger geht es eben nicht! Ohne die Entscheidung, sich ab und zu mutig auf eine Herausforderung zuzubewegen und neue Wege abseits von Gewohnheiten zu gehen, wird es nur Wiederholung geben. Klar, das ist zweifelsfrei auch wichtig, aber ausschließlich fehlt irgendwann wohl die Abwechslung im Leben und damit das Gefühl lebendig und bewegt zu sein.

Vertrauen, um neugierig sein zu können

»Neugier ist ein verletzliches Pflänzchen, das nicht nur Anregung, sondern vor allem Freiheit braucht.«

Albert Einstein

Vielleicht sind Sie in einem Umfeld groß geworden, das entweder wenig Anregendes bot oder die Entfaltung Ihrer angeborenen Neugier hemmte? Wurde Ihre emotionale Triebkraft gezähmt, weil gesellschaftliche und institutionelle Gegebenheiten die Suche nach neuen Perspektiven oder neugierige Blicke über den Tellerrand nicht zuließen und es nicht erwünscht war, angestammte Pfade zu verlassen? Um sich seine Neugier erhalten zu können, brauchen Kinder und auch Erwachsene Umgebungsfaktoren, die *Vertrauen* ermöglichen. Zum einen ist ein Vertrauen notwendig, das einer *sicheren Bindung* entspringt. Ein Kind, das nicht verlässlich darauf bauen kann, bei großer Unsicherheit wieder in den sicheren, emotionalen Hafen zurückkehren zu können, also sicher zu sein, dass seine Bindungsperson dann noch anwesend und verfügbar ist, wird sich gar nicht erst auf den Weg machen. Ein sicher gebundenes Kind verinnerlicht nach gewisser Zeit die ihm Sicherheit spendende Bezugsperson in seinem eigenen Inneren, trägt quasi das gute Objekt in sich selbst, in seiner psychischen Struktur und kann sich daher Fremdem zuwenden und seine Umwelt erkunden (Bowlby, 1995). Zum anderen ist eine Art von Vertrauen notwendig, das als *epidemisches Vertrauen* bezeichnet wird und sich ebenfalls aus einer stabilen Bindung heraus entwickelt. Epidemisches Vertrauen bedeutet, ein basales Vertrauen in eine Person als sichere Informationsquelle zu haben (Sperber et al., 2010). Dazu schreibt der Psychologe und Psychoanalytiker Peter Fonagy (et al., 2019, S. 176): »Wenn ich das Gefühl habe, verstanden zu werden, bin ich gewillt, von der Person zu lernen, die mich verstanden hat.« Die Bereitschaft des Kindes, Neues durch andere zu lernen, hängt also davon ab, wie glaubwürdig die Person ist, die die Signale der Umwelt mit dem Kind entschlüsselt.

Ein bekanntes Beispiel für das epidemische Vertrauen ist unser eigenes Geburtsdatum. Wir selbst können das Datum nicht erinnern, trotzdem glauben wir recht sicher, dass es sich um den Tag handelt, den uns Menschen, denen wir vertrauen, mitgeteilt haben. Ebenso ist es das epidemische Vertrauen, was uns darauf bauen lässt, dass ein im Notfall angeforderter Rettungsdienst auch wirklich mit einem Team medizinischen Fachpersonals unterwegs zu uns ist und nicht mit dem Verkaufspersonal der nahegelegenen Konditorei, Gärtnerei oder anderem herbeieilt. Epidemisches Vertrauen ist unser Grundvertrauen in die Welt und ermöglicht es uns, uns neben einer kritischen Überprüfung auch einlassen und verlassen zu können (Lotz & Müller, 2023).

Die Neugier wieder aufspüren

> »Die Befreiung der eigenen Neugier ist eine der größten Quellen von Glück im Leben.«
>
> *Linus Carl Pauling*

Wurde unser Vertrauen zu häufig missbraucht, ist es durchaus verständlich, dass wir Rückzugsstrategien etabliert haben, die zukünftigen Schutz gewährleisten sollen, denn auf eine heiße Herdplatte fasst wohl niemand gern mehrfach. Wenn unser Leben aber zu farblos wird und die gehemmte Neugier jede Lebendigkeit und Kreativität verhindert, ist es vielleicht an der Zeit, die Lust am Neuen wieder aus ihrem Versteck zu locken. Häufig bedarf es hierzu – wie in der Kindheit auch – einer anderen Person, mit der gemeinsam in einer vertrauensvollen Atmosphäre erste Annäherungsversuche unternommen werden können, sich von sich selbst und der Welt wieder überraschen zu lassen.

Möchten Sie sich selbst auf die Spur begeben, Ihre inneren kindlichen Anteile aufzuspüren, und sich erinnern, was Sie als Kind interessiert und bewegt hat? Dann beobachten Sie sich damals als Kind vor Ihrem inneren Auge. Auch wenn sich unsere Gestalt im Laufe der Jahre verändert, sind diese lebendigen Anteile in uns, sie sind Teil unserer Identität, denn – erinnern wir uns – sie sind in uns verkörpert. Um nachspüren zu können, dass ich das nicht erfunden habe, könnten Sie sich einen Moment Zeit nehmen und nachsinnen, ob Sie schon einmal bspw. durch einen Geruch, eine bestimmte Atmosphäre oder ein Musikstück unmittelbar das Gefühl hatten, in Ihrer Vergangenheit zu sein? Breitete sich wie durch eine Zeitkapsel zurückversetzt plötzlich eine ganze Erinnerungsepisode in Ihnen aus und spürten Sie das damalige Lebensgefühl sehr präsent? Vielleicht ist es der Duft einer bestimmten Speise, der Sie, sobald sie ihn irgendwo wahrnehmen, gefühlsmäßig augenblicklich in die Küche Ihrer Großmutter versetzt und Sie mit liebevollen Gefühlen durchströmt. Oder Sie werden beim Joggen alsbald von demselben Gefühl erfüllt, das Sie mit neun Jahren bei einer Sportveranstaltung erfasste, als Sie erfolgreich durchs Ziel fegten. Eventuell entfacht auch ein Lieblingslied Ihrer Jugendzeit unmittelbar die damalige Lebensenergie in Ihnen, sobald aus dem Radio die ersten Töne erklingen. All das sind Beispiele für die in uns verkörperten und immer wieder aktivierbaren *kindlichen Anteile*. Auch das Gefühl, etwas schon einmal erlebt zu haben, ein Déjà-vu-Erlebnis, wird aus diesen impliziten Erinnerungen gespeist. Ebenso hängt die Verwunderung, die wir ab und an verspüren, plötzlich doch schon viel älter zu sein, als wir uns fühlen, mit diesen kindlichen Anteilen und der Art, wie sie in uns lebendig sind, zusammen.

Die verkörperten Erinnerungen des impliziten Gedächtnisses sind stabil und zeitlos. Werden ihre assoziativen Netzwerke durch bestimmte Reize aktiviert, sind die ausgelösten Gefühle im Hier und Jetzt des Moments real. Das ist im Falle angenehmer Gefühle natürlich etwas Schönes, weshalb wir uns auch darum bemühen, mehr und mehr von ihnen wieder bewusst erleben zu können. Wenn es sich jedoch um eingeschriebene Gefühle aus traumatischen Erlebnissen handelt, die durch bestimmte Auslöser wachgerufen werden, gibt es therapeutisch verschiedene Möglichkeiten, dies abzumildern. Allerdings kann das nicht Thema diese Buchs sein, denn es braucht, wie im Kapitel über Angst erläutert, die Halt gebende und präsente Anwesenheit einer Therapeutin oder eines Therapeuten, um diese zu bearbeiten. Kommen wir daher darauf zurück, wie Sie selbst Ihrer *kindlichen Neugier* wieder begegnen können. Vielleicht haben Sie Lust, über die folgenden Fragen nachzusinnen, um näher in Kontakt mit

Ihrer kindlichen und jugendlichen Neugier zu kommen? Verstehen Sie die Fragen als Anregung. Tauchen Sie ein in Ihre Erinnerungen und lassen Sie sich treiben.

- Was hat mich als Kind begeistert?
- Was konnte ich stundenlang tun oder beobachten?
- Wo oder bei was war ich ganz bei der Sache, wollte nicht gestört werden, weil es meine Aufmerksamkeit so sehr gefesselt hat?
- Was habe ich gern gespielt, gebastelt, gezüchtet, gebaut, getüftelt?
- Was hat mich mit großer Freude erfüllt?
- Wie habe ich diese Freude ausgelebt?
- Was hat mich überrascht, aufgeregt, mitgerissen, erotisiert usw.?
- Was habe ich mit Vorfreude und heftiger Ungeduld erwartet?
- Wer waren mir die liebsten Freunde und was konnten wir stundenlang gemeinsam spielen?
- Welche Charaktereigenschaften hatten meine liebsten Freunde?
- Welche Lehrkräfte haben mich in der Schulzeit inspiriert?
- Welchen Beruf habe ich mir für mich vorgestellt? Warum?
- Welche Träume und Visionen hatte ich von der Welt oder dem eigenen Leben?
- Wer waren die Heldinnen und Helden meiner Kindheit und was hat mich so fasziniert an ihnen?
- Welche Märchen, Geschichten, Sagen, Bücher und Filme haben mich in ihren Bann gezogen? Warum?
- Gab es Dinge/Themen, auf die ich neugierig war, aber nie den Mut hatte, andere darüber zu befragen?
- Welche Abenteuer habe ich in meiner Fantasie durchlebt?
- Welche Orte, Länder, Landschaften, Vegetationen, Menschen wollte ich kennenlernen?

Ist Ihre Neugier, sich selbst mehr und mehr verstehen zu wollen und sich damit natürlich auch Ihrer selbst zunehmend bewusster zu werden, schon geweckt, dann möchten Sie sich vielleicht mit einigen Fragen zu Ihrem aktuellen Leben beschäftigen, wie bspw.:

- Wie anregend ist das Umfeld, der Raum, indem ich mich bewege?
- Wo komme ich in Resonanz mit meiner Umgebung, also was belebt mich, bewegt mich innerlich?
- Wo und wie werden meine Sinne angeregt? Welche Sinne aktivieren mich besonders? Welche weniger?

- Was kann ich Neues zum ersten Mal machen?
- Welche Fähigkeiten möchte ich gern haben/erlernen?
- Welche Landschaftsformen und Vegetationen ziehen mich magisch an? Sind es Meere, Sümpfe, Dschungel, Fjorde, Vulkane, Weinberge, Watt, Reisterrassen, Höhlen, Wasserfälle oder Wüsten etc. und warum?
- Welches Klima oder Wetter löst in mir etwas aus?
- Welches Element begeistert mich? Feuer, Wasser, Erde oder Luft? Was hat das mit mir zu tun?
- Was fasziniert mich an anderen Menschen? Warum? Ist es etwas, was ich auch mal ausprobieren, in mein Leben holen kann?
- Gibt es etwas, was ich mein Leben lang ausprobieren/realisieren wollte, es aber bisher nicht getan habe?

Sie können sich auch nachforschend Ihren heutigen Sehnsüchten und Wünschen zuwenden. Häufig finden sich, maskiert hinter deutlich an der Oberfläche auftauchenden Begehrlichkeiten, tiefere Bedürfnisse. Ergründen Sie bspw. den Wunsch nach einem bestimmten Luxusgut intensiver, können dahinter unterschiedliche Bedürfnisse stehen. Die ersehnte Uhr ist vielleicht ein Symbol für das Bedürfnis nach Zugehörigkeit zu bestimmten Menschen oder für den Wunsch, Überlegenheit auszudrücken, oder für ein Verlangen, Abgrenzung zu markieren oder auch schlicht den persönlichen Geschmack zum Ausdruck zu bringen. Die Entscheidung, sich einen Hund zuzulegen, ist vielleicht Zeugnis einer Sehnsucht nach Nähe, nach einer sinnvollen Beschäftigung, gebraucht zu werden, einen Beschützer zu haben, es anderen gleichtun zu wollen, den Kindern eine Freude zu machen, einen Anreiz zu schaffen, spazieren zu gehen, den Hund aus dem Tierheim zu retten oder anderes. – Obwohl diese Beispiele nicht erschöpfend ausfantasiert sind, wird doch deutlich, aus welch vielfältigen Motiven unser Sehnen und Streben gespeist wird. Je mehr wir dies durch interessierte Fragen für uns klären, desto bewusster werden wir uns über die in uns wirkenden Kräfte und Bestrebungen. Das bringt mehr Freiheitsgrade mit sich – mehr Handlungsspielraum prüfen zu können, ob das gewählte Mittel der richtige Weg ist –, ein persönliches Bedürfnis zu erfüllen.

Um Ihre Motivation, die Spur Ihrer Neugier wieder aufzunehmen, noch etwas anzuregen, befassen wir uns im Folgenden damit, wie unser Gehirn auf neue Reizen reagiert.

Glücksgefühle durch neue Erfahrungen

»Jedem Anfang wohnt ein Zauber inne.«

Hermann Hesse

Schauen wir uns an, wie unser Gehirn auf neue Reize reagiert, dann können Sie entscheiden, ob es sich trotz Ängsten lohnen könnte, die Komfortzone zu verlassen, um bisher Unbekanntes in sich und in der Welt zu entdecken. Unser Gehirn liebt neue Eindrücke, den Zauber eines Anfangs, die Freude, etwas zum ersten Mal zu erleben, die Welt wieder mit den staunenden, neugierigen Augen eines Kindes zu sehen! Auf positive neue Erfahrungen, Reize und Anregung reagiert unser Gehirn mit einer erhöhten Ausschüttung des Botenstoffs *Dopamin*, und das lässt uns Glücksgefühle erleben. Unser inneres *Belohnungssystem* springt an, wenn Reize entweder schon eine Belohnung beinhalten oder die Vorfreude auf eine Belohnung auslösen (Bischhofberger, 2021). Abgesehen von diesen kurzzeitigen Glücksgefühlen kommt es auch zu langfristigen Veränderungen im Gehirn. Bedingt durch dessen Fähigkeit, sich kontinuierlich zu verändern und an verschiedene Reize anzupassen, bilden sich neue Zellverbindungen und Kommunikationswege im Frontalhirn, wenn das Belohnungssystem aktiviert wurde. Dieser Teil unseres Gehirns ist unter anderem für die inneren Einstellungen und Überzeugungen, die Selbstkontrolle sowie die Aufmerksamkeit und Planung von Handlungen verantwortlich, allesamt wichtige Steuerungsfunktionen unseres Ichs. Und da wir uns hier damit beschäftigen, den inneren Kompass wieder aufzuspüren, um den eigenen Kurs nach ihm auszurichten zu können, wäre es doch schade, wenn wir nicht auch die Instanzen stärken würden, die diesen dann stabil halten können.

Weil es so entscheidend ist, noch einmal: Diese Prozesse kommen nur in Gang, wenn uns die neuen Reize emotional berühren und bewegen, uns überraschen oder unser Belohnungssystem ansprechen. Es muss uns unter die Haut gehen, sich von Bekanntem abheben und uns in unserem Kernselbst erreichen. Entscheidend ist also nicht der Reiz an sich. Bedeutung entsteht durch die Emotion, die ein spezielles Ereignis in uns auslöst. Nachdem in den bisherigen Kapiteln schon so häufig von *Gefühlen* und *Emotionen* die Rede war, wenden wir uns diesen als Nächstes nun intensiver zu.

5 Embodiment

Emotionen und Verkörperung

> »Da alles, was wir geistig tun, seelisch fühlen und in Beziehungen gestalten, seinen Niederschlag in körperlichen Strukturen findet, macht eine Medizin für Körper ohne Seelen ebenso wenig Sinn wie eine Psychologie für Seelen ohne Körper.«
>
> *Thure von Uexküll*

Wissenschaftlich betrachtet gibt es gewisse Unterschiede zwischen den Begriffen Emotion, Gefühl, Stimmung und Affekt. Da sie aber alle Formen des Selbsterlebens beschreiben, die sich hauptsächlich in ihren Intensitäten unterscheiden, betrachten wir das hier nur knapp.

Emotionen entstehen, vereinfacht ausgedrückt, in der funktionalen Einheit des limbischen Systems, eines entwicklungsgeschichtlich sehr alten Teils unseres Gehirns, als unmittelbare Reaktion des Nervensystems auf eingehende Reize. (Das ist allerdings sehr unscharf formuliert, weil nahezu alle Funktionen des Gehirns nicht von einem einzigen Areal gesteuert werden, sondern aus einem Zusammenspiel verschiedener Gehirngebiete und Rückkopplungen zwischen diesen und dem Körper justiert werden.) Das Aufkeimen einer Emotion ist nicht bewusst steuerbar, sie ergreift uns unmittelbar und automatisch. Im Begriff Emotion bündeln sich Prozesse psychischen Erlebens und Verhaltens mit zentralnervösen Abläufen und körperlichen Vorgängen. Das Wahrnehmen und Ausdrücken von Emotionen ist in bedeutendem Maße an unserer Gesundheit beteiligt, war allerdings auch in unseren »westlichen« Gesellschaften noch in den 1950/60ern etwas Verpöntes, was es weitestgehend zu unterdrücken galt (Rudolf, 2020). Erst im Zuge der sozialen Bewegungen der 1960er, als Fragen bezüglich Identität, emotionaler Befindlichkeit und persönlicher Freiheiten öffentlicher diskutiert wurden, durfte die Emotionalität allmählich den Raum des Privaten verlassen (Neckel & Pritz, 2019). Seit knapp 60 Jahren ist es demnach in Ordnung, Emotionen zu haben und diese auch zu zeigen. Da allerdings der Umgang mit Emotionen etwas ist, was jeder Mensch in seiner Entwicklung von und mit wichtigen Bindungspersonen lernt, braucht es mehrere Generationen, bis sich allmählich Veränderungen durchsetzen. Nun wird deutlich, warum es für viele Menschen noch immer nicht natürlich und unkompliziert ist, sich im Dschungel des eigenen Gefühlslebens zurechtzufinden, und dass es der Übung bedarf, diese Selbstgefühle und ihre Botschaften heute selbst genauer verstehen zu lernen.

Kommen wir zurück zu den Unterschieden zwischen den verschiedenen Terminologien. *Gefühle* sind die Reaktion auf eine Emotionen und entspringen dem Frontallappen des Gehirns als Ergebnis eines Denk-und Bewertungsprozesses. Sie sind häufig auf ein Ziel bezogen. Wir können Gefühle unterscheiden und sprachlich benennen, sie sind also bewusstseinsfähig und unserer selbstreflexiven Wahrnehmung zugänglich. Sie sind, anders ausgedrückt, der sprachlich fassbare Teil einer Emotion, was nicht automatisch bedeutet, auch ihren Aufforderungscharakter richtig deuten zu können. Da Kinder die Erklärung für körperliche und emotionale Empfindungen und deren verbale Beschreibungen von den Eltern übernehmen, kann es sein, dass sich falsche Verknüpfungen ausbilden, wenn die Bezugspersonen irreführende Zuschreibungen verwenden. Die Interpretation einer Körperempfindung oder eines somatischen Markers und der sprachliche Ausdruck weichen dann von der ursprünglichen emotionalen Bedeutung ab. (Gleiches gilt auch für Emotionen, Affekte und Stimmungen, nicht ausschließlich für Gefühle.) Hierzu ein Beispiel: Kontinuierlich erhält ein Kind, wenn es sehr wütend ist, von seinen Eltern Schokolade. Es ist dann schneller wieder ruhig und lieb, haben die Eltern festgestellt. Dem Kind geht es auch wirklich besser, denn das schlimme Gefühl im Magen und im Kopf beruhigt sich jedes Mal ganz zügig. Es lernt allmählich, dass seine Körperempfindung »Hunger« bedeutet, und weiß fortan, wie es das Gefühl am besten regulieren kann. Dem Aufforderungscharakter seiner Wut – die eigentlich darauf verweist, dass jemand die persönlichen Grenzen übertreten hat – nachzugehen, kann das Kind nicht einüben. Später im Berufsleben ist es so für den betroffenen Erwachsenen verwirrend, frustrierend und unverständlich, wenn jeder Vorsatz, der Chefin endlich die eigene Unzufriedenheit mitzuteilen, kurz nach Beginn des Gesprächs kläglich scheitert, weil der Magen wieder mit Schmerzen dazwischenfunkt. Und das, obwohl man sich doch vorbereitet und kurz zuvor noch beim Bäcker gestärkt hatte!

Sprechen wir von *Stimmung*, handelt es sich um eine abgeschwächte, länger anhaltende emotionale Verfassung, eine emotionale Gestimmtheit oder den Basiszustand unserer Identität, der unserem Erleben aus dem Hintergrund eine gewisse Tönung gibt. Ein *Affekt* wiederum ist eine starke Form der Emotion, die uns unmittelbar und ohne selbstreflexive Distanz heftig und körperlich ganz ergreift. Hier können wir an die Metapher des rasant in die Höhe schnellenden Ballons denken.

Vom ersten bis zum letzten Tag begleiten und bewegen Emotionen unser menschliches Leben. In jedem Denken, Wahrnehmen, Erinnern, Wünschen, Begehren und in unserer Motivation sind Emotionen aktiv. Sie entstehen aus dem permanent ablaufenden, instinktiven und automatischen Abgleich, den wir zwischen unserer inneren Stimmung und Bedürfnislage und der von uns erlebten inneren oder äußeren Welt vornehmen. Hierbei können uns unsere Bedürfnisse bewusst sein, müssen es aber nicht. Die Emotionalität ist die Grundlage unseres Erlebens und das Zentrum unserer Lebendigkeit, gleichsam der Kern unserer Persönlichkeit (vgl. Boadella, 1991). Da wir ohne Unterlass von unseren Emotionen (lat. *emovere* = herausbewegen) bewegt werden, tun wir uns und unseren Mitmenschen Gutes, besser kennenzulernen, wie und wohin diese uns lenken. Ähnlich wie es auf jedem Schiff eines Kapitäns oder einer Kapitänin bedarf, der oder die im Falle von Turbulenzen oder sich verändernden Winden den Autopiloten stoppen, das Steuer in die eigenen Hände nehmen und damit den weiteren Kurs selbst bestimmen kann.

Drei Ebenen des Erlebens von Emotionen

> »Ich wünsche dir, dass du an jedem Tag deines Lebens tatsächlich lebendig bist. Jede unserer Erkenntnisse beginnt bei den Gefühlen.«
>
> *Leonardo da Vinci*

Wir alle sind von Beginn des Lebens an mit einigen universellen *Grundemotionen* ausgestattet, auch *Primär-*, *Kern-* oder *Basisemotionen* genannt. So sind Freude, Überraschung, Angst, Ekel und Trauer elementare, kulturunabhängige Bestandteile der menschlichen Existenz und unentbehrlich für unser Überleben (Damásio, 2011). Wie im Abschnitt über die frühkindlichen Entwicklungen bereits erläutert, sind psychisch-emotionale Vorgänge eng an unsere vegetativen Körperreaktionen und den Körperausdruck gebunden (Lowen, 1981). Wir erleben Emotionen als einen ganzheitlichen Vorgang auf drei verschiedenen Ebenen des Erlebens: *vegetativ* als Reaktionen unseres Körperinneren, *muskulär-motorisch-propriozeptiv* als Bewegungs- und Handlungsimpulse in Gestik, Mimik und Körperhaltung und *kognitiv-emo-*

tional in Gedanken, Bildern und Sprache (Geuter, 2015). Emotionen sind folglich ein gleichsam im Inneren und nach außen wirkendes körperliches und psychisches Phänomen (Rudolf, 2020). Nach diesem *Drei-Ebenen-Modell* des Erlebens von Emotionen ziehen Veränderungen einer Ebene Reaktionen auf den anderen Ebenen nach sich, da die Ebenen miteinander gekoppelt sind. Darauf kommen wir in Kürze vertiefend zurück.

Das innere, subjektive Erleben der Grundemotionen bleibt im Laufe unseres Lebens recht stabil, ebenso ihr spontaner mimischer Ausdruck. Was sich im Laufe des Lebens verändert, ist lediglich unser Umgang mit den Emotionen. Diese Konstanz im Erleben hat einen zentralen Einfluss auf das Gefühl der Kontinuität der persönlichen Identität, oder anders ausgedrückt: des existenziellen Empfindens, eins mit sich selbst zu sein. Emotionen sind Teil unserer evolutionären Ausstattung und formen sich im Laufe der kindlichen Entwicklung in der Beziehung zu den Eltern weiter aus. Neben den Basisemotionen bilden sich mit zunehmender Reifung der psychischen Struktur des Kindes weitere Emotionen aus. So entwickeln sich Scham- oder Schuldgefühle, wenn die seelische Struktur des Kindes ausreichend heranreifen konnte, um zwischen sich selbst und anderen zu unterscheiden. Dann erst kann es nachfühlen und sich vorstellen und ausdrücken, wie ein Gegenüber zu empfinden scheint, und sein eigenes Verhalten damit in Zusammenhang stellen. Diese Fähigkeit wird als *Mentalisierungsfähigkeit* bezeichnet (Fonagy et al., 2004). Das Kind kann also Dinge miteinander in Beziehung setzen und den Schluss ziehen: »Weil ich dieses oder jenes getan habe, bist du freudvoll/wütend/traurig/enttäuscht/etc. Also ist es mein Verdienst oder meine Schuld, dass du so fühlst.«

Die Voraussetzung, damit das Kind die Fähigkeit zum Mentalisieren erlangen kann, ist auch hier wieder eine emotional zugewandte und einfühlsame Bindungsperson, die ihm in den ersten Lebensjahren ermöglicht, die Bedeutungen seiner emotionalen Erfahrungen verstehbar zu machen. Dies geschieht, wie im Kapitel über das implizite Beziehungswissen erläutert, indem die Bindungsperson dem Kind sowohl non-verbal als auch mit Worten benennt und beschreibt, was an noch nicht Verstehbarem im Kind vorgeht, und dies für das Kind reguliert. Allmählich verinnerlicht das Baby die Erfahrungen mit seiner Bindungsperson, seinem *Objekt*, und aus diesen entwickeln sich in seinem Inneren eigene seelische Strukturen, die die Grundlage für die spätere selbstständige Fähigkeit zur Emotionsregulation bilden. Mehr und mehr kann das Kind sein Objekt auch in kurzen Phasen äußerlicher Abwesenheit, in der Vorstellung, also in Gedanken, symbolisch als eine innere Repräsentanz anwesend halten. Dieser Vorgang stellt laut dem britischen Psychoanalytiker Wilfred Bion den Beginn des Denken und der Autonomieentwicklung dar. Da sich zeitgleich mit den Gedanken auch das Gehirn, das *Denkorgan*, weiter ausbildet, kann das Kind zunehmend Erinnerungen an Situationen wachrufen, in denen sein Objekt verlässlich zurückgekommen ist. So entsteht in ihm die Vorstellung, dass die Befriedigung seines Bedürfnisses zum Beispiel nach Nähe nur kurz aufgeschoben ist. Ist die Zeitspanne des Verlusts nur vorübergehend, kann das Kind dies emotional tolerieren, aushalten und die Abwesenheit etwas unzufrieden betrauern. So lernt es allmählich eine wichtige Komponente der emotionalen Selbstregulation – eine *Frustrationstoleranz* – auszubilden. Parallel zu diesen Entwicklungen etabliert sich im Kind schrittweise ein wortsprachliches, verbales Verständnis des eigenen psychischen Erlebens und es lernt dies mittels Sprache auszudrücken (Rudolf, 2010; Gutwinski-Jeggle, 2017).

Fassen wir die Entwicklung mit Blick auf die Erlebensformen erneut zusammen und erinnern uns, dass die frühen Erfahrungen als implizites Beziehungswissen im emotional-prozeduralen Gedächtnis in Körpergefühlen und Innervationsmustern als verkörperte Erinnerungen gespeichert sind. Die Selbstwahrnehmung des Babys ist also subsummiert in den körperlichen Empfindungen als eine *verkörperte Selbstwahrnehmung* (Fogel, 2013). Im Laufe der weiteren Entwicklung des Kindes reift der präfrontale Kortex – ein Teil des Frontallappens der Großhirnrinde –, sodass ungefähr ab dem dritten Lebensjahr mit der Entfaltung von Sprache und Ich-Bewusstsein episodische Erinnerungen gespeichert werden können. Das episodische Gedächtnis ist Teil unseres *expliziten* oder *deklarativen* Gedächtnisses. Seine Inhalte sind uns bewusst, wir können sie erklären und verbal ausdrücken. Im episodischen Gedächtnis niedergelegte Erfahrungen enthalten neben körperlichen Zuständen, sinnlichen Eindrücken und Gedanken auch die emotionale Stimmungslage und einen eigenen räumlichen und zeitlichen Bezug zur betreffenden Szene. Kurz gesagt: Die Erinnerung beinhaltet das Gefühl, selbst am Geschehen beteiligt gewesen zu sein.

Das Ich-Bewusstsein des Kindes ist bspw. daran zu erkennen, dass sich das Kind vor dem Spiegel stehend staunend anschaut, auf sein Spiegelbild zeigt und sagt: »Das bin Ich!« Das *reflexive* oder *personale Ich* des Kindes bildet sich aus. Nun wird sich das Kind bewusst, dass es eine abgegrenzte Person ist und es eine Differenz zwischen sich selbst und den anderen gibt. Es beginnt zu unterschieden zwischen »Ich« und »Du«, zwischen »meins« und »deins« und kann nun auch Erinnerungen sprachlich als

»meine Erinnerung« einordnen und ausdrücken (Siegler et al., 2008). Das Kind fängt an, sich Vorstellungen zu machen, was andere Menschen über es denken – ein entscheidender Entwicklungsschritt zu seinem Selbst-Bewusstsein. Zur eigenen Wahrnehmung des Kindes von sich, die bisher eine rein verkörperte (also nicht-sprachliche, nicht symbolische), kinästhetische Selbstwahrnehmung war, beginnt sich nun auch die *begriffliche Selbstwahrnehmung* zu entwickeln (Fogel, 2013). Die primäre Ebene der körperlichen Empfindungen und Erfahrungen verbindet sich sukzessiv mit dem symbolischen (ebenfalls nicht-sprachlich) System der inneren Bilder und Vorstellungen sowie mit dem symbolischen System der sprachlichen Codes (Bucci, 2002). Die Bilder und auch inneren Filme setzen sich aus Eindrücken der verschiedenen Sinne zusammen – also dem Sehen, Hören, Riechen, Schmecken, Berühren und den Wahrnehmungen der Tiefensensibilität. Mit fortschreitender Entwicklung des Kindes verbinden sich diese ersten beiden Ebenen dann mit dem abstrakten System der verbalen Sprache. Laut dieser *Multiple Code Theory* der Psychoanalytikerin Wilma Bucci (ebd.) stehen uns Menschen also zur Informationsverarbeitung drei Modi zur Verfügung, die im guten Fall miteinander in einem Austauschprozess, dem *referenziellen Prozess* stehen. Der referenzielle Prozess besagt, dass die vorsprachlichen motorischen, somatisch-viszeralen und sensorischen Wahrnehmungen der Körperzustände über Bilder als Bindeglied – im Sinne einer Übersetzungshilfe – in abstrakte, verbale Sprachcodes übertragen werden und ebenso andersherum durch Worte und Bilder bestimmte Gefühlszustände evoziert werden. Ist das Zusammenspiel intakt, löst ein Input auf einer der drei Ebenen eine Aktivität auf den anderen Ebenen aus.

Aufgrund nicht ausreichend günstiger Erfahrungen in prägenden Lebensjahren kann es jedoch sein, dass diese Verbindungen nicht geknüpft werden oder die Ebene des Körpererlebens durch traumatische Erlebnisse von den anderen abgespalten wird, wie wir in Kapitel 3 zu verkörperten Erinnerungen und Kapitel 4 zu Vernichtungsängsten bereits kennengelernt haben. Infolge dessen kann es zu tiefgreifender Verwirrung über die Bedeutung körperlicher Empfindungen kommen. Missempfindungen oder Schmerzen werden zwar wahrgenommen, können aber nicht Sinn stiftend mit einer szenischen Erinnerung verknüpft und gedeutet werden. Der Körper spricht dann in einer Sprache, die dem Menschen nicht (mehr) verständlich ist. Ist die Sprache des Körpers vollständig vom Erleben dissoziiert, also abgespalten, können sich Gefühle der Leere, Kontaktlosigkeit und Entfremdung in Verbindung mit einem eher überbetonten symbolischen Bereich der Sprache und des Denkens einstellen. Die Welt wird eher versachlicht wahrgenommen und die Verbindung zum sinnlichen Erleben geht verloren (Leikert, 2019).

Stellen wir uns hier beispielhaft einen Menschen vor, der endlich eine lang ersehnte Reise unternommen hat. Seine Schilderung des Ereignisses gleicht einer zwar detailreichen aber sterilen Aneinanderreihung von Fakten, als handele es sich um die Beschreibung eines technischen Bauplans. Worte, Mimik oder Gesten, die Gefühle des Erlebten ausdrücken, fehlen. Oder es gibt ein paar Worte, die den Eindruck erwecken, als sollten sie den Menschen selbst überzeugen: »Ja, der Urlaub war schön«, aber Gesicht und Körper zeugen vom Gegenteil oder bleiben starr. *Was* gesagt wird, passt nicht zum *Wie*, also dem unmittelbaren Ausdruck des Körpers in Stimme, Tonlage, Modulation, Körperhaltung und -bewegung. Lediglich die täglich zunehmenden Kopfschmerzen und das körperliche Unwohlsein sorgten für Verwunderung im Urlaub, aber: »Wahrscheinlich war irgendein Keim die Ursache!« Häufig wird dann der Versuch unternommen, diesen durch Hemmung oder Spaltung verursachten Gefühlen des Unlebendigseins mittels hochgradiger Anregung beizukommen. Das löst das Problem leider nur für kurze Zeit, da bedingt durch einen Gewöhnungseffekt die Stimulation fortwährend gesteigert werden muss, um Vitalität spüren zu können. Der Riss zwischen den Ebenen des Erlebens kann dadurch nicht aufgefüllt und die unterbrochene Kommunikation der drei Systeme *Körper*, *Bilder* und *Sprache* dadurch nicht wieder aufgenommen werden. Es gleicht – erinnern wir uns an den Stamm des verwundeten Baums – erfolglosen Versuchen, um die Störung herum zu stimulieren. Wir werden etwas später auf Möglichkeiten zurückkommen, wie die Verbindung und die Austauschprozesse zwischen den drei Ebenen über die Fokussierung auf körperliche Empfindungen wieder nachhaltig gefördert und gestärkt werden können.

Wiederholen wir kurz, wie die Ebenen oder Subsysteme miteinander wirken, wenn sie in einem ungestörten Austausch zueinander stehen: Die vorsprachlichen Wahrnehmungen der Körperzustände werden vermittelt über Bilder in Sprache übertragen. Umgekehrt löst bspw. der Begriff: »Sonne« eine bildliche Vorstellung und ein Körpergefühl in uns aus. Hierbei existiert laut Bucci keine direkte Verbindung zwischen der körperlichen Wahrnehmung und dem symbolischen System der Buchstaben und Worte. Die inneren Bilder vermitteln zwischen den beiden anderer Ebenen. Durch diese Übersetzungshilfe wird es für uns möglich, Unbewusstes in unserer Gefühlswelt näher zu ergründen. (Wir greifen das gleich in praktischen

Übungen wieder auf, dann wird der Gedanke verständlicher werden.) »An jedem Wort hängt ein Bild und an jedem Bild hängt ein Gefühl«, so beschreibt die Psychoanalytikerin Maja Storch (2011, S. 131) die Vorgänge des Zusammenspiels der drei Ebenen. Vice versa kann durch Lenkung der Aufmerksamkeit auf ein Körpergefühl nach einiger Zeit ein stimmiges Bild aufkommen, das wiederum mit sprachlichen Begriffen »gefasst« werden kann. Innerhalb dieses Prozesses entsteht Bedeutung, weil der Sinn des körperlichen Gefühls verstehbar wird – der Ausdruck des Körpers steht für etwas, mit dem der Mensch sich nun weitergehend auseinandersetzen kann.

Die gegenseitige Einflussnahme der drei Ebenen ist die Grundlage des Verkörperungsansatzes, auch *Embodiment* genannt. Im Embodiment wird über eine Veränderung der Körperhaltung Einfluss auf Stimmungen und Gedanken genommen, oder es werden umgekehrt – mittels anregender Worte – Vorstellungen und körperliches Erleben stimuliert. Die Ebenen des Erlebens von Emotionen sind als Begriffe unterscheidbar und abgrenzbar, in der realen Erfahrung jedoch miteinander verbunden (Längle, 2009). Die drei Bedeutungsebenen formen sich im Laufe der kindlichen Entwicklung zwar aufeinander aufbauend aus, bleiben aber alle lebenslang gleichwertige Bestandteile unseres Erlebens. Ihre dynamischen Verbindungen und Austauschvorgänge sind grundlegend für die psychische Gesundheit von uns Menschen.

Embodiment in der Praxis

Stellen wir uns nun zur Verdeutlichung das Embodiment praktisch vor. Wenn Sie Lust haben, rufen Sie die Vorstellung an eine frisch halbierte, leuchtend gelbe Zitrone wach. Schauen Sie kurz auf die Zitrone in Ihrer Hand und beißen entschlossen und kräftig in die Zitrone, dass der Saft nur so herausspritzt! – Die Aussprache des Wortes Zitrone sowie die Vorstellung dieser vor ihrem inneren Auge lösen automatisch im Bruchteil einer Sekunde einen erhöhten Speichelfluss aus und gehen mit einer *Mikroexpression* einher, einer minimalen Veränderung der Mimik des Mundbereichs (Ekmann, 1992). Der Körper versteht die Bedeutung des Worts Zitrone, da der sinnliche Gehalt des Worts über sensorische Informationen im Gehirn simuliert wird. Ein eingehendes Signal löst also die Aktivierung des damit verbundenen Nervenzellverbandes aus, was Musterergänzung oder *pattern completion* genannt wird (Rolls, 2013).

Im Rahmen des Embodimentansatzes wird durch Worte, die ausdrucksstarke Bilder im Inneren erzeugen (eher mit angenehmeren als dem Biss in eine Zitrone), oder durch die Betrachtung von Bildkarten ein gewünschtes Körpergefühl ausgelöst. Die Idee ist, ein gutes und Energie spendendes Lebensgefühl wachzurufen, um dadurch eine aus dem eigenen Inneren wirksame Kraft – eine *intrinsische* Motivation – entstehen zu lassen, die anspornt und energetisiert, ein persönliches Ziel zu verfolgen, einem Bedürfnis nachzugehen, etwas Neues auszuprobieren oder anderes (Brunstein, 2006). Stellen wir uns beispielhaft eine Bildkarte oder ein Foto vor, auf der eine Person abgebildet ist, die strahlend lachend, mit wehendem Haar auf einer knallroten Vespa eine Straße entlang rauscht. Die von dem Motiv ausgehende Energie und Lebensfreude lassen in der betrachtenden Person spontan ein gutes Gefühl entstehen. In ihrem Inneren werden zahlreiche Assoziationen angestoßen, wie: Gas geben, voller Energie sein, Lebensfreude, Freiheit, unbeschwert sein, das Leben genießen, schnell und mit Spaß ans Ziel kommen usw. Dieses Lebensgefühl kann nun in der Erinnerung an das Bild immer wieder aufgerufen oder durch Betrachtung des Bildes erneuert werden und in Zeiten mühevoller Arbeit, tristen Alltags etc. von innen heraus dazu motivieren, eben Gas zu geben oder Pausen einzuplanen, um das Leben zu genießen, unbeschwert zu sein oder voller Energie zu Ende zu arbeiten. Erfolgt diese Aktivierung über längere Zeit, bilden sich allmählich neue neuronale Verbindungen (Netzwerke) aus, die diese gewünschten Muster beinhalten und durch Wiederholung immer stabiler werden. Wir können das mit dem Ausbau eines Trampelpfades zu einer Schnellstraße vergleichen. Da der menschliche Organismus auf Effizienz ausgelegt ist, wird nach gewisser Zeit automatisch die gut ausgebaute Schnellstraße genutzt, ohne dass es einer permanenten Erinnerung an das gewünschte Ergebnis bedarf (vgl. Kanfer et al., 2006).

Im Embodiment arbeitet man also mit der Wechselwirkung der drei Gedächtnissysteme. Da einerseits der körperliche Ausdruck Einfluss auf die psychischen Zustände hat und andererseits der seelische Zustand sich körperlich in Körperhaltung, Gestik, Mimik und Körpergefühl ausdrückt, wirkt sich die gezielte Beeinflussung des Körpers bspw. durch Aufrichtung oder mimische Veränderungen (lachen vs. ärgerlich schauen) auch auf emotionale Zustände aus (Geuter, 2015). – Es gibt einige Experimente, die die Annahmen des Embodimentansatzes verdeutlichen. Menschen, die im Rahmen eines Versuchs gebeten wurden, einen Bleistift quer zwischen den Zähnen zu halten und dadurch automatisch den *Lachmuskel* (Musculus Zygomaticus) anspannten, bewerteten einen ihnen gleichzeitig dargebotenen Cartoon positiver als die Teilnehmer der Kontrollbedingung, die diesen Muskel nicht aktivierten. Dieses Phänomen wird als *Facial Feedback* bezeichnet (Strack et al., 1988). Es gibt noch verschiedene andere Experimente zum Facial und Body Feedback, die belegen, dass emotionale Zustände über Körpergeschehen beeinflusst werden. So zeigte sich in einer Studie, dass durch Botox-Injektionen verhindertes Stirnrunzeln die depressive Symptomatik einer Testgruppe im Vergleich zu der Placebogruppe nach sechs Wochen deutlich abschwächte. Der Wirkmechanismus sei durch die Vermeidung negativer Gefühle, eben durch eine Verhinderung des kritischen Gesichtsausdrucks, bedingt gewesen (Wollmer et al., 2012).

Sie können die wechselseitigen Beeinflussungen ganz leicht nachvollziehen, wenn Sie jetzt mal so richtig in sich zusammensacken, den Brustkorb einsinken lassen, die Schultern nach vorn unten einrollen und den Kopf hängen lassen. Die Augen blicken nach unten, der Mund ist geschlossen und die Mundwinkel zeigen nach unten. Alles zieht Sie in Richtung Erde. Nun schlurfen Sie mal so richtig deprimiert umher. Gehen Sie ganz rein in das Bewegungsmuster der Bedrücktheit. Wenn jemand vorbeikommt und Sie fragt, was denn sei, dann winken Sie schwach mit der Hand ab, zucken die Schultern und murmeln mit gedrückter Stimme »Ach, alles ganz schlimmer Mist, macht ja keinen Sinn, usw.« ... und schlurfen weiter. Wenn Sie das nun eine Weile so machen, werden Sie feststellen, dass sich Ihre Stimmung verändert. Es ist schlicht nicht möglich, fröhlich zu sein, wenn der Körper diese gedrückte Haltung einnimmt und Sie sich ganz düstere Bilder vorstellen. Damit Sie nicht in dem Zustand steckenbleiben, könnten Sie sich nun an einen Song erinnern, dass Sie schon im Kindes- oder Jugendalter richtig begeistert hat. Hören Sie diesen schön laut und tanzen, hopsen und singen Sie zu Ihrem Lied (oder alles andere, was Sie früher gern getan haben, wenn vielleicht keiner zugeschaut hat). Ihre Augen sind offen, die Mundwinkel gehen nach oben und ebenso Ihr gesamtes Bewegungsmuster. Wahrscheinlich spüren Sie den Unterschied.

Ich möchte noch einmal verdeutlichen, dass das Leben es natürlich mit sich bringt, dass wir auch Phasen durchleben, in denen wir durch die Gegend schlurfen und deprimiert sind. Es ist auch nicht meine Absicht, Sie aufzufordern, dass zu verstecken und nach außen künstlich mit einer gespielten Stimmung zu überdecken. Sinn der Übung ist es, die Wechselwirkung zwischen körperlichen Bewegungsmustern und emotionaler Gestimmtheit zu spüren, denn ab und an kann es hilfreich sein, selbstständig durch eine Veränderung der Körperhaltung auf die eigene Stimmung einwirken zu können oder gelegentlich wahrzunehmen und zu prüfen, wie die gewohnheitsmäßige eigene Körperhaltung ist. Stellen wir dabei fest, habituell in einer gedrückten Körperhaltung festgehalten zu sein, können wir korrigierend darauf Einfluss nehmen, wenn wir es möchten (Kuhl, 2001).

Es wurde, so hoffe ich, deutlich, wie bedeutsam ein flüssiges Zusammenspiel zwischen den drei Gedächtnisebenen für die Orientierung im eigenen Inneren und für ein ganzheitliches Erleben ist. Diese Austauschprozesse verbessern sich allerdings leider nicht automatisch dadurch, dass die Zusammenhänge verstanden wurden, denn das braucht *Übung*. Sie haben nun mit den bisherigen Informationen über das Embodiment schon ausreichend Wissen beisammen, um mit dem praktischen Üben zu beginnen, spielerisch damit zu experimentieren und bewusster wahrzunehmen, wie die drei Ebenen in Ihnen wirken.

Körpererfahrung durch Sprache in Besitz nehmen

> »Das dem Körper eingeschriebene Symptom ist das Sediment oder die Ablagerung einer Geschichte, die nicht mehr weiß, wovon sie spricht.«
>
> *Jean Starobinski*

Im bisherigen Verlauf des Buchs haben wir bereits einige Prozesse kennengelernt, die mit einem Nicht-Verstehen körperlicher Empfindungen, einer verminderten Wahrnehmung dieser oder einem übersteigerten Erleben von Schmerz oder Körpersensationen einhergehen. Fassen wir die Gründe noch einmal knapp zusammen:

- Das Körpererleben konnte früh im Leben nicht mit den symbolischen Ebenen der Vorstellungen und verbalen Sprache verknüpft werden, da das Kind die Bedeutung seiner Empfindungen nicht von anderen erfahren hat und keine Worte für diese übernehmen konnte oder aber falsche Zuschreibungen für seine Empfindungen erlernt hat. Es existieren infolge dessen keine Vorstellungen, sondern Gefühle der Verwirrung über die gespürten körperlichen Sensationen und deren Bedeutung. Im Falle eines völligen Unvermögens, Gefühle emotional wahrzunehmen und auszudrücken, bezeichnet man dies als Gefühlsblindheit oder *Alexithymie*.

- Die bereits verbundenen Ebenen wurden durch traumatische Erlebnisse getrennt oder Teilbereiche wurden vom Erleben abgespalten.
- Die bewusste Wahrnehmung und der körperliche Ausdruck von Gefühlen werden aus Gründen der Anpassung unterdrückt oder gehemmt.

Drückt der Körper sich durch chronische Schmerzzustände, unerklärliche Symptome oder diffuse, unverständliche Beschwerden aus, kann eine körpersprachliche *Symbolisierung* zur Entlastung von Konflikten ursächlich sein. Hier wird eine Spannung, die aus einem innerpsychischen oder interpersonellen Konflikte entsteht, von der bewussten Wahrnehmung des Menschen ferngehalten und in ein körperliches Symptom abgeleitet. Dies tritt vornehmlich in Situationen auf, in denen bestimmte negative Affekte aufgrund von moralischen oder ethischen Gründen vom Bewusstsein eines Menschen abgeschirmt werden müssen.

Die bewusste Wahrnehmung, zum Beispiel »verbotener Wünsche«, bringt einen Menschen innerlich in eine bedrohliche Spannung zwischen dem Bedürfnis, den Wunsch auszuleben, und seiner ethisch-moralischen Einstellung, die ihm dies verbietet – er fühlt sich zerrissen oder ambivalent. Zwei gegensätzliche Bestrebungen – über die Nachzudenken und sich auseinanderzusetzen zu schmerzhaft wäre – wirken in seinem Inneren und erzeugen durch die konflikthafte Spannung starke Erregung. Diese Daueranspannung überfordert ihn und wird ohne psychische Verarbeitungsvorgänge in körperliche Bereiche umgelenkt oder abgeführt. Der zugrundeliegende Konflikt wird von der betroffenen Person nun nicht mehr wahrgenommen – das *Ich* ist vom Konflikt entlastet –, was auch als primärer Krankheitsgewinn bezeichnet wird. Der zu zahlende Preis für diese psychische Entlastung sind bspw. quälende Spannungskopfschmerzen, als würde der Kopf zerspringen, oder eine körperliche Symptomatik, die den Anschein einer Herzerkrankung weckt. Eine Verstärkung bestimmter Beschwerden kann auch durch eine *somatosensorische Ampflifizierung* hervorgerufen werden. In diesem Fall verstärkt sich das körperliche Symptom, weil die Aufmerksamkeit permanent auf die Missempfindung gelenkt wird oder die körperlichen Begleitsymptome einer Erwartungsangst – also die Stressreaktion des Körpers – durch Übererregung die Beschwerden verstärkt. Der anstehende Termin beim Zahnarzt steigert den leichten Druck im Kiefer zu einem unerträglichen Zahnschmerz (Wöller & Kruse, 2010).

Auch das Prinzip der psychischen Substitution kann zu dauerhaften

Schmerzen führen. Ein krisenhaft erlebtes Ereignis – ein schwerer Unfall, ein traumatisches Erlebnis oder eine anderweitig existenziell bedrohliche Erfahrung – hinterlässt einen dauerhaften körperlichen Schmerz als Ersatz oder Ausdruck für den erlittenen und nicht verarbeiteten Seelenschmerz (Egle & Hoffmann, 1993). Gelingt es, den symbolischen Ausdrucksgehalt eines körperlichen Symptoms, einer Missempfindung oder auch einer Gefühllosigkeit zu erahnen oder zu verstehen – die Symptome also mit einem inneren oder äußeren aufreibenden Ereignis oder Auslöser zu verknüpfen –, bedeutet das, die unbewusste Dynamik des Körperausdruckes verstehbar und das Symptom damit unnötig zu machen. Verstehbar heißt denkbar und somit auch in verbale Sprache übersetzbar. Die bis dahin abgewehrten Affekte können nun erlebt und ausgedrückt werden. Jetzt kann die Sprache unterstützen, die Emotion zu regulieren, auch indem sich selbst in einem inneren Dialog beruhigend und gut zugesprochen wird (Kast, 2006).

Finden wir also sprachliche Repräsentationen für Körperzustände – stimmige Worte für bislang Nichtsprachliches –, wird bis dahin Unaussprechliches denkbar und der Tenor, der über Körperempfindungen mitgeteilten Botschaften wird verständlich. Es entsteht eine Bedeutung, die man mitteilen – mit anderen teilen –, über die man sich nun austauschen kann. Gemeinsam oder auch in der Introspektion kann die Bedeutung mit neuen Aspekten angereichert werden, man kann sich mit der neuen Erkenntnis auseinandersetzen, diese in Zusammenhänge stellen und Sinn finden. Die Sprache des Körperselbst findet Anschluss und wird integriert – etwas vormals voneinander Getrenntes hat sich verbunden –: ein referenzieller Prozess, der belebend und stärkend auf uns wirkt. Der Körper wird dann ein stückweit mehr bewohnt – er erhält einen Zuwachs an Bedeutung –, wird wieder mehr und mehr zum eigenen Zuhause. Das bedeutet auch eine Zunahme unserer Autonomieentwicklung und ein Prozess psychischen Wachstums (Leikert, 2019). Haben wir eine unbewusst in uns wirkende Dynamik erkannt, können wir nach Wegen des Umgangs mit dem nun bewussten Inhalt Ausschau halten. Wird etwas verstehbar, wird es auch handhabbar, wenn auch nicht immer veränderbar, so doch zumindest durch die Haltung von Akzeptanz annehmbar.

Verstehbarkeit, *Handhabbarkeit* und *Sinnhaftigkeit* sind die drei Elemente des *Kohärenzgefühls*, des dynamischen Gefühls des Vertrauens, dass die eigene innere und äußere Umwelt vorhersagbar ist und dass Dinge sich wahrscheinlich so entwickeln werden, wie man es vernünftigerweise erwartet (Antonowsky & Franke, 1997). Ist dieses Gefühl stabil ausgeprägt, bildet es eine solide Basis für das Erleben von Selbstwirksamkeit und Widerstandsfähigkeit – *Resilienz* –; beides wiederum sind wichtige Voraussetzungen für Gesundheit und Wohlbefinden. Können wir uns, anders ausgedrückt, mental auf das beziehen, was in unserem Körper geschieht, also uns selbst und das, was im eigenen Inneren abläuft, besser verstehen und damit umgehen, hat dies auch bedeutsamen Einfluss auf das Vertrauen zu uns selbst und damit auf unser Selbstwertempfinden (Kohut, 1979). Sich einlassen und aufmerksam, akzeptierend und offen das unmittelbare Erleben im Augenblick ergründen und die momentane Bedeutung einer Erfahrung entdecken bedeutet immer auch, offen zu sein für Neues und den Sinngehalt als aktuell und damit vorläufig, eben wiederum durch neue Erfahrungen veränderbar, anzunehmen. Fluide und flexible Betrachtungsweisen und Verbundenheit mit dem eigenen Selbst können sich entwickeln und starre Fixierungen und eine kognitiv-distanzierte Einstellung zu sich selbst und der Welt ablösen.

Die Innenwahrnehmung mit stimmigen Vorstellungen und Worten zusammenzubringen, also im referenziellen Prozess Verbindungen der bislang getrennten Gedächtnissysteme herzustellen, ist nicht immer ein einfacher Vorgang. Mitunter ist ein langes Vortasten, Umkreisen oder Ringen erforderlich, um stimmige Worte für das Gefühlsleben zu finden. Ist das gelungen, zeigt sich zumeist unmittelbar eine Entspannung, die durch einen tiefen Seufzer oder eine vertiefte Atmung deutlich wird. Auch muskulär kommt es häufig zu einer spontanen Veränderung der Spannung hin zu einem entspannteren Muskeltonus. Ein gelöster Zustand verbunden mit einem angenehmen, beruhigenden Selbstgefühl des Einverstandenseins mit sich selbst stellt sich ein, wenn die Körpergefühle mit der Vorstellungswelt und den Möglichkeiten, diese zu benennen, im Einklang sind. Der Mensch fühlt sich in diesem Augenblick kohärent und lebendig und dieser (neue) kraftvolle Selbstzustand bleibt als erlebte Erfahrung Teil seiner selbst.

Vitalität vs. Hemmung des Lebendigen

> »Der Gemütszustand, in dem wir am häufigsten sind, ist eine Kraft, die Ereignisse für oder gegen uns lenkt.«
>
> *Prentice Mulford*

An den Beispielen zu den Emotionen Ekel, Traurigkeit und Freude haben wir gesehen, dass mit jeder Emotion ein Bewegungsmuster, ein affektmotorisches Schema, aktiviert wird, die Emotion also mit einem dynamischen Prozess einhergeht. Wir sind in Schwingung, äußerlich und innerlich bewegt. Wir zeigen uns und rühren den anderen an, erwecken im Gegenüber ähnliche Bewegungsimpulse. Der Entwicklungspsychologe und Psychoanalytiker Daniel N. Stern (2011, S. 72) formuliert es folgendermaßen: »Basis für das Zusammensein-mit-einem-Anderen ist das gemeinsame Teilen des vitalitätsdynamischen Flusses.« Diese affektmotorischen Schemata oder Aktivierungsmuster bilden und formen sich, wie wir schon erörtert haben, in unseren primären Beziehungen zu wichtigen anderen Menschen – im *intersubjektiven Raum*. Durch unzählige Wiederholungen verinnerlicht der Säugling die »Sprache der mütterlichen Fürsorge, die ein komplexes Netzwerk aus Regeln des Seins und der Bezogenheit darstellt«, so die Worte des Analytikers Christopher Bollas (zit. n. Jaenicke, 2006, S. 114). Nach und nach formt sich aus den verschiedenen Aktivierungsmustern die je eigene Art des Lebensgefühls heraus – die Erfahrung des eigenen Seins. Dieses Selbstgefühl oder Selbsterleben wiederum wird sich sowohl in der Ausstrahlung des Menschen als auch in der je eigenen Art des Umgangs mit sich selbst und seiner Umgebung zeigen. Das Spektrum reicht von Ausdrucksbewegungen, die vom Gewahrsein der eigenen Lebendigkeit und Vitalität zeugen, bis hin zu Mustern, die von Schmerz geprägt den eigenen Körper als nicht bewohnbaren Ort zeigen und Bewegung als Kennzeichen des Lebendigen hemmen oder verneinen.

In der Bewegung erfahren wir uns selbst in Bezug zu Raum, Zeit, Kraft, Objekten und anderen Subjekten (Stolze, 2002). Mit anderen Worten: Jede Bewegung beinhaltet eine räumliche Veränderung, vollzieht sich in einer bestimmten Zeitspanne, wird mit einer gewissen Kraft durchgeführt und geht mit einem Streben zu oder weg von etwas oder jemandem einher. Dieses Streben kann sich auf äußere Dinge oder auch ein inneres Bedürfnis beziehen – zum Beispiel auf einem Hometrainer zu strampeln, um dem Wunsch, gesundheitsfördernd zu handeln, gerecht zu werden. Bewegung vermittelt uns jederzeit, meistens unbewusst, unzählige Informationen über unsere Größe und Kontur, damit auch über Körpergrenzen, unsere Position im Raum und zu anderen. Aus den Informationen, die wir über unsere Außen- und Innensinne von Beginn des Lebens an, schon im Mutterleib, erhalten, formt sich ein Schema von uns Selbst und unseren Grenzen und Verbindungen zu anderen aus – eine Art innere Landkarte unseres Selbst: unser *Körperschema*. Schauen wir uns an, was es damit auf sich hat!

6 Körperschema und Selbstwahrnehmung

»Das Ich ist vor allem ein körperliches [...].«
Sigmund Freud

Wir haben uns bereits in den vorangegangenen Kapiteln damit befasst, dass unser Kernselbst oder Körperselbst, das Zentrum des eigenen Erlebens, von körperlichen Erfahrungen geprägt wird. Betrachten wir nun etwas genauer, welche sinnlichen Qualitäten die frühen Erfahrungsbildungen besonders intensiv beeinflussen und wie sich diese auf die Vorstellungen, die *mentalen Repräsentationen* vom eigenen Körper und seiner Ausdehnung und Lage im Raum, also auf unser *Körperschema* auswirken.

Im frühen Erleben des Kindes, sowohl im Mutterleib als auch in den ersten Wochen nach der Geburt, kann der Körper der Mutter nicht getrennt vom eigenen Körper empfunden werden. In dieser dyadischen Beziehung zwischen Mutter und Kind dominiert die Erfahrung einer symbiotisch verschmolzenen Einheit. Das Baby spürt seinen Körper in Verbindung zum anderen Körper. Die Erfahrung des eigenen kindlichen Körpers ist also noch nicht begrenzt, das Selbst des Kindes existiert noch nicht in seiner Vorstellung. In diesem sensorischen, also fühlenden Modus des Erlebens wird das Selbstgefühl des Kindes hauptsächlich über die Sinneseindrücke aus Berührung und Rhythmik vermittelt. Die Berührungen der Hautoberfläche des Kindes im Gehalten-, Gewiegt-, Gestreichelt-, Liebkost- und Gestilltwerden und die gleichzeitig erfahrenen beruhigenden, regelmäßigen und rhythmischen Bewegungen umhüllen und halten das Kind (Tustin, 1984). Die Verbindung sich aneinander sowie beim Stillen ineinander schmiegender Hautoberflächen erzeugen eher das Gefühl von einer verschmolzenen Oberfläche als von zwei getrennten. Diese frühesten Organisationsformen des Erlebens bezeichnet der Psychiater und Psychoanalytiker Thomas Ogden (1995) als den *autistisch-berührenden Modus* der Erfahrungsbildung. Hier vermitteln die gemeinsam erlebte Rhythmik und die Berührungen der Hautoberflächen dem Kind erste Erfahrungen der Beständigkeit seines Daseins sowie des Selbstgefühls von Halt und Begrenzung in der umhüllenden Haut, des *Haut-Containers* (Bick, 1990). Das körperlich Gegebene erhält nach und nach Form und Bedeutung im Sinne eines schützenden Behältnisses, in dessen Innenraum die sich entwickelnden psychischen Strukturen zusammengehalten werden (vgl. Lemma, 2018). Aus diesen basalen Gefühlen von Kontinuität und Kohärenz wird sich allmählich das Gefühl einer eigenen verkörperten Identität ausformen (Leikert, 2019; Rudolf, 2020; Winnicott, 2020).

Der Tastsinn entsteht früher als die anderen Sinne des Menschen, schon in der siebten bis achten Schwangerschaftswoche. Die durch diesen vermittelten Informationen sind unmittelbar, direkt und auf etwas oder jemanden bezogen; körperliche Berührung findet in gemeinsamer räumlicher und zeitlicher Nähe statt, also in gegenwärtiger Präsenz. In der Berührung sind wir uns unserer Selbst sicher, unserer Selbst bewusst, und ebenso sind wir uns des Anderen gewiss. Berührung beinhaltet gleichzeitig die beiden Dimensionen des aktiven Berührens und des passiven Berührtwerdens, also des Gebens und des Empfangens. Allmählich entwickelt das Kind in der Beziehung zu seinen wichtigen Beziehungspersonen aus diesen beiden Qualitäten der Berührung ein Gefühl für die eigene Kontur und damit eine Komponente seines Körperschemas. Das bedeutet auch, dass es mehr und mehr zwischen sich als Subjekt und dem Anderen als Objekt unterscheiden lernt und einen Sinn für das eigene Ich-Sein zu entwickeln beginnt: ein Selbstgefühl, dass über die Zeit mit der Empfindung einer abgegrenzten eigenen (Haut-)Oberfläche einhergeht und zum zusammenhängenden, *kohärenten* Zuhause für die sich entwickelnde eigene Psyche wird (Winnicott, 1971). Wie gut sich aus körperlichen Erfahrungen seelische Vorstellungen oder mentale Repräsentanzen bilden und wie sicher dieses vom Haut-Ich gehaltene Selbstgefühl ausgebildet wird, ist also von der Qualität des Kontakts der Bindungspersonen zum Kind abhängig. Die sich entwickelnde Struktur des kindlichen Selbst formt sich in der wechselseitigen Beziehung, der Dyade, mit einer wichtigen anderen Person (Klöpper, 2006). Anders ausgedrückt sind diese frühen, mit anderen geteilten körperlichen Erfahrungen die Basis für die Art und Weise, wie sicher das Kind in sich sowie in Beziehungen zu anderen und in den Vorstellungen von Raum und Zeit verwurzelt ist. Das sichere Bewusstsein von sich selbst als einem Wesen mit Grenzen, was sich in Raum und Zeit lokalisiert erlebt, macht es später im Leben möglich, sich im engen Kontakt mit anderen, bspw. in der sexuellen Begegnung, entgrenzt zu erleben und mit einem Gegenüber zeitweise verschmelzen zu können, ohne Ängste der Selbstauflösung zu erleben.

Im Laufe der Zeit entwickelt sich aus der fortschreitenden Integration der taktilen, propriozeptiven, vestibulären, visuellen und akustischen Informationen das innere sensomotorische Organisationssystem des Selbst – das Körperschema – weiter aus. Es beinhaltet Vorstellungen vom eigenen Körper hinsichtlich seiner räumlichen Ausdehnung und Lage im Raum sowie seiner Gestalt und Körpergrenzen, der Art sich zu bewegen und seiner Körperhaltungen. Es ermöglicht uns, Bewegungen automatisch an bestimmte Gegebenheiten anzupassen, und kann auch als Orientierung im eigenen Körper beschrieben werden (Pick, 1908). Das ist begrifflich nicht ganz einfach auszudrücken, denn wie wir schon festgestellt haben, geht die abstrahierende Versprachlichung körperlicher Empfindungen häufig mit einer gewissen Unschärfe einher, weil der Reichtum sinnlicher Erfahrungen mittels Sprache nicht gleichwertig und vollumfänglich auszudrücken ist. – Versuchen wir es daher mit Beispielen zum Einfühlen!

Je nach persönlichen Vorlieben stellen Sie sich bspw. vor, in Berlin auf den Karneval der Kulturen zu gehen oder an einem sonnigen Wochenende im Frühling in Rom neben tausenden anderer Touristen sehr eilig vom Trevi-Brunnen zur Spanischen Treppe laufen zu müssen, um pünktlich zu einer bedeutsamen Verabredung zu kommen. Hätten Sie gar kein Selbstschema, wäre es unmöglich, den Tumult zu passieren, ohne sich dutzende blaue Flecken zuzuziehen, da Sie permanent mit anderen Passanten, Straßenlaternen oder Toilettenhäuschen kollidieren würden. Während Sie laufen und Treppenstufen, Steine oder anderen Unebenheiten ausbalancieren, sehen Sie andere Personen auf Sie zukommen, müssen abschätzen, wie weit sie von Ihnen entfernt sind, und die Richtung Ihres eigenen Weges daran anpassen. Sie hören jemanden rufen und wenden den Kopf, um zu sehen, was los ist. Trotzdem behalten Sie Ihre Laufrichtung bei. Eine Person kreuzt von der Seite Ihren Weg, worauf Sie Ihren Schritt verlangsamen, um die Person passieren zu lassen, usw.

Sind Sie allein in einem dichten Wald unterwegs, hilft Ihnen das Selbstschema, nicht an den Bäumen anzustoßen oder über jede Wurzel zu stolpern. Das Selbstschema verändert sich lebenslang durch Lernerfahrungen und kann erweitert werden, sodass die Grenzen außerhalb des Körpers liegen, sich also in den Raum um uns erstrecken (Fuchs, 2012). Das ist sehr nützlich, wenn wir bspw. mit einem Fahrzeug unterwegs sind und die Außengrenzen, Geschwindigkeit und Lage des Autos oder Fahrrads in unserer Fahrweise mit berücksichtigen können. Diesen Anschluss des Equipments an die verkörperte Dimension unserer Selbst ermöglicht es uns zum Beispiel, den Bogen über die Seiten der Geige zu führen, sodass ein Ton entsteht, einen Tennisschläger so zu schwingen, dass der Ball auf den Schläger trifft, und den Arm so zu bewegen, dass der Hammer den Metallnagel und nur selten den Fingernagel erwischt.

Die Gesamtheit der Wahrnehmungen des Körperschemas – die Empfindungen des Körperinneren und die emotionalen Komponenten – bildet unsere körperliche oder *verkörperte Selbstwahrnehmung*. Im Zustand dieser verkörperten Selbstwahrnehmung sind wir uns unserer Empfindungen, Gefühle und Bewegungen im gegenwärtigen Augenblick gewahr, sind vertieft und lebendig im Moment, ohne zu bewerten, was gerade geschieht. Wir sind im Einklang mit uns Selbst und kommunizieren dies vornehmlich in der intuitiv und allerorts verständlichen Körpersprache durch Körperbewegungen, Gesten, Mimik und vielleicht Laute – verbale, abstrakte Sprache jedoch greift eher zu kurz, um die konkreten Erfahrungen auszudrücken (vgl. Fogel 2013). Diese fühlende Verfassung des vertieften Erlebens unterscheidet sich grundlegend vom Denken über sich Selbst in der begrifflichen Selbstwahrnehmung. Physiologisch ist es uns nicht möglich, gleichzeitig in der verkörperten und begrifflichen Selbstwahrnehmung zu sein. Im medialen präfrontalen Kortex gibt es eine Umschaltstelle, die in Zusammenarbeit mit der Amygdala und dem Hippocampus entweder die vorderen oder hinteren mittleren Kortexgebiete aktiviert und verhindert, dass beide neuronalen Netzwerke der Selbstwahrnehmung zeitgleich am Zug sind (ebd.; Lammers, 2007). Ist dieser Wechsel zwischen den beiden Zuständen der Selbstwahrnehmung gut trainiert und flexibel, besteht die Möglichkeit, diesen für Entscheidungsprozesse zu nutzen, indem der Körper quasi befragt wird, was er von bestimmten Gedanken hält, die somatischen Marker also in den Prozess mit einbezogen werden. Wenn Sie gedanklich etwas beschlossen haben und sich dann ein wenig Zeit nehmen, aufmerksam nach innen zu spüren, werden Sie prüfen können, ob die Entscheidung sich im Körper stimmig anfühlt oder ob etwas dagegen rebelliert.

Zur Verdeutlichung beschreibe ich nun eine persönliche Erfahrung, die ich während der Arbeit am Manuskript dieses Buchs machte. Was ich beschreibe, wird allerdings beim Lesen nicht mehr so deutlich auffallen, da sich der Text des Manuskripts mit jedem Überarbeitungsschritt etwas mehr angeglichen hat: Über die Zeit des Schreibprozesses habe ich mehrfach wahrgenommen, dass meine Art und Ausdrucksweise des Schreibens zwischen Passagen, die eher denkend-begrifflichen Inhalts sind, und anderen, die mehr wahrnehmend-sinnliche Themen betreffen, oszilliert – unterlegt mit ein paar Bildbeschreibungen. Das Einflechten der Bilder war stimmig für mich und wir haben die Bedeutung von Bildern als verbindende Elemente zwischen den verschiedenen Gedächtnissystemen bereits kennengelernt. Mit der Pendelbewegung im Ausdruck hingegen war ich innerlich nicht ganz zufrieden. Ich hatte Vorbehalte, ob dieses Hin- und Herbewegen den Lesefluss stören würde, obwohl es meinem Gefühl nach einer Rhythmik unterlag, mit der ich mich auch wohl fühlte. Mehrmals habe ich erfolglos versucht, den Schreibstil anzugleichen, es willentlich anders zu gestalten, was mir allerdings nicht gelang. Jedes Mal, wenn ich es versuchte, hatte ich das Gefühl, technisch, hölzern oder künstlich herumzupfuschen, und der innere kreative Prozess stoppte. Ich war nicht mehr im Fluss. Da ich es also nicht wirklich steuern konnte, unterließ ich fortan Versuche, in den Prozess einzugreifen, und gab mich stattdessen dem Rhythmus hin, der sich entfalten wollte. Ich beruhigte mich damit, dass alles Lebendige einem Rhythmus unterliegt, der sich aus der Bewegung zwischen zwei Gegensätzen ergibt, und sich erst daraus ein Energiefluss ergeben kann (Schnocks, 2020).

Des Weiteren war mir aufgefallen, dass es mir nicht zu jeder Zeit möglich war, einfach dort weiterzuschreiben, wo ich tags zuvor geendet hatte. Einmal wollte ich an einem neurobiologischen Absatz weiterschreiben und war verwundert, dass ich, obwohl mir diese Thematik sehr vertraut ist, keinen vernünftigen Satz formulieren konnte, stattdessen aber andere Absätze, die von Wahrnehmung und Fühlen handeln, mühelos überarbeiten konnte. Mir wurde bewusst, dass dies mit meiner eigenen Gestimmtheit im Moment des Schreibens in Zusammenhang steht, ob ich mich also eher in einem Zustand der begrifflichen Selbstwahrnehmung – in einer Stimmung, die eher von Denken und Logik geprägt ist – befinde oder in der verkörperten Selbstwahrnehmung, meine Aufmerksamkeit also mehr spürend und fühlend auf meine (Körper-)Empfindungen und Gefühle gerichtet ist. Stimmte mein innerer Zustand mit dem Thema überein, über das ich schreiben wollte, war der Prozess fließend und harmonisch. Versuchte ich es gegenläufig, blockierte dies die Entfaltung. Bezogen auf das Ansinnen dieses Buchs, sich seiner Selbst bewusster werden zu wollen, habe ich in diesem Prozess etwas in mir Wirkendes erkannt, zu dem ich vorher keinen bewussten Zugang hatte. Ich bin mir ein Stück weit mehr im Klaren, was mich innerlich lenkt, und kann mein zukünftiges Handeln bewusst danach ausrichten. Indem ich mich aus einem mehr denkenden Zustand heraus auffordere, mir die Zeit zu geben, meine Atmung zu beobachten und spürend meinen Körper wahrzunehmen, oder mich anderen sinnlichen Erfahrungen zuwende, schaffe ich für mein Inneres die Voraussetzung, in den Zustand der verkörperten Selbstwahrnehmung einzutreten. So wird es mir möglich, in eine Gestimmtheit zu wechseln, aus der heraus ich im Einklang mit mir eine bestimmte Tätigkeit gestalten kann.

Die Pendelbewegung zwischen begrifflicher und körperlicher Wahrnehmung ist die Haltung, die es uns möglich macht, wirklich in Kontakt zu kommen mit dem, was in uns vor geht. Menschen, die ihr Leben über längere Zeit vornehmlich auf das Denken ausgerichtet bestreiten, von sich und eigenen Gefühlen nur in abstrakter Weise sprechen und den fühlenden Dialog mit dem Körper vernachlässigt haben, befinden sich häufig in einem Zustand der Entfremdung von ihrem Körper und verlernen den flexiblen Umgang mit den beiden Wahrnehmungszuständen. Es wird etwas dauern und bedarf der Übung, diese Rhythmik wieder ins Leben zu holen und die Sprache des Körpers (wieder) hören und verstehen zu können. Warum das so ist und was weitere Voraussetzungen sind, um der Stimme des Inneren lauschen zu können, werden wir im Folgenden betrachten.

Achtsamkeit und Neugier für die körperliche Selbstwahrnehmung

»Um klar zu sehen, genügt oft ein Wechsel der Blickrichtung.«
Antoine de Saint-Exupéry

Um von der intellektuellen Aktivität in Kontakt mit unserer psychosomatischen Existenz, der körperlichen Selbstwahrnehmung, zu kommen, bedarf es einer gewissen Verlangsamung. Den Körper fühlen zu können, ist etwas grundlegend anderes, als über uns selbst nachzudenken oder zu grübeln, und es gelingt nicht sofort und nicht auf Befehl durch unsere Gedanken. Dieser Prozess des Erkundens braucht Zeit, Geduld und die Bereitschaft loszulassen, um etwas spürend wahrnehmen zu können. Das liegt unter anderem daran, dass die Nervenfasern, die Informationen aus dem Körperinneren zum Gehirn leiten, eine langsame Leitungsgeschwindigkeit haben, weil sie nicht von einer schützenden Myelinschicht umgeben sind, die die Geschwindigkeit der Weiterleitung erhöht (Fogel, 2013). Die Fähigkeit, innerkörperliche Signale spüren zu können, ist zwischen Menschen sehr unterschiedlich ausgeprägt. Die Gründe dafür haben wir teilweise schon kennengelernt. Glücklicherweise ist es für jeden Menschen möglich, das Erleben innerer Empfindungen zu intensivieren oder erst einmal anzuregen, wenn der Zugang noch nicht vorhanden ist. Über die Zeit werden Sie mit dem Prozess des aufmerksamen Fühlens zunehmend vertrauter werden und sicherer entschlüsseln können, was Ihr Körper mitteilen möchte, welche Gefühle dahinterstecken und was die Reaktion ausgelöst haben kann.

Natürlich braucht es erst mal ein wenig Übung, um die neuronalen Netzwerke (wieder) auf Trab zu bringen. Die erste Abfahrt auf der Skipiste nach zehn Jahren Sportpause läuft mit hoher Wahrscheinlichkeit auch nicht ganz reibungslos und geschmeidig ab. Mit diesem Beispiel möchte ich dafür werben, darauf zu vertrauen, dass es genau so, wie es eben aktuell gelingt, mit der Sprache des Körpers in Kontakt zu kommen, gut und in Ordnung ist. Effizienzdenken und Zielorientierung werden den spürenden Kontakt eher hemmen oder verhindern. Wenn Sie sich in den Prozess der verkörperten Selbstwahrnehmung begeben, lassen Sie sich stattdessen einfach mit einem freudig-interessierten Blick auf sich selbst treiben und warten ab, was sich spontan entwickelt und welche Bilder und Gefühle in Ihnen aufsteigen. Begeben Sie sich einfach in den Fluss und gestehen den Gefühlen zu, da sein zu dürfen. Lassen Sie sich nicht entmutigen, falls Sie in den ersten Verabredungen mit ihrem Körper nicht viel spüren. Seien Sie geduldig mit sich selbst, das Wahrnehmen von Empfindungen wächst und verändert sich von Mal zu Mal. Natürlich können sie sich auch therapeutische Unterstützung suchen, wenn Sie das Gefühl haben, sich allein nicht entspannen und öffnen zu können, Gefühle oder Empfindungen Sie allein zu sehr ängstigen oder Sie auch nach einigem Üben nichts wahrnehmen können. Die Gegenwart einer anderen Person ist es ja auch, früh in unserer Lebensgeschichte, die es uns möglich macht, unser Körperselbst innerhalb einer haltenden Beziehung auszubilden und bewohnen zu lernen. Neben Geduld und Akzeptanz sind Neugier und Offenheit gute Begleiter, um eintauchen und spüren zu können. Die Hinwendung zum Körperselbst in einer aufgeschlossenen Haltung ermöglicht es, zuzulassen, was sich ausdrücken möchte. Unabhängig davon, ob die auftretenden Körpergefühle erfreulich oder unangenehm und schmerzhaft sind, so sind sie doch alle Anteile Ihres Gefühlslebens und damit Teile Ihrer Selbst. Nehmen Sie nun eventuell noch eine Prise Freude darüber hinzu, es sich selbst wert zu sein, sich den Freiraum zu nehmen, um sich Ihrem Innenleben zuzuwenden, haben Sie eine gute Grundlage zum Üben beisammen und es kann losgehen!

Praxis der körperbezogenen Selbstwahrnehmung

> »Der Mensch braucht Stunden, wo er sich sammelt und in sich hineinlebt.«
>
> *Albert Schweitzer*

Die Vorlieben der Menschen bezüglich der äußeren Umgebung sind sehr unterschiedlich. Anfangs kann es hilfreich sein, mögliche Quellen von Ablenkungen weitestgehend auszuschalten. Um die über die Außensinne eintreffenden Reize zu reduzieren, bietet es sich an, die Augen zu schließen und einen ruhigen Platz auszuwählen, damit Sie sich besser auf die leisere Stimme der Innenwahrnehmung einlassen können. Ebenso kann es im Liegen leichter sein, die eigene Körperlichkeit zu spüren, weil der gesamte Körper, getragen von einer stützenden Unterlage, gleichmäßig entspannen und die Muskulatur lockerlassen kann. (Nach einiger Zeit, wenn sich ein wenig Vertrauen mit der körperlichen Selbstwahrnehmung etabliert hat, wird es möglich, auch über die Stimulierung der Außensinne in spürenden Kontakt mit dem Körperselbst zu treten. Doch dazu kommen wir etwas später.)

Nachdem Sie nun den für Sie jeweils angenehmen Ort gefunden haben, lenken Sie die Aufmerksamkeit erst einmal auf Ihre Atmung. Die Möglichkeiten, sich über die Atmung zu entspannen, haben Sie mit der vagalen Bremse ja bereits kennengelernt. Nun beobachten Sie einfach, was sich ergibt. Vielleicht beginnt es irgendwo im Körper zu kribbeln oder warm zu werden, eventuell drückt, juckt oder zwickt es an der ein oder anderen Stelle. Wenn etwas an der eingenommenen Position unangenehm ist, verändern Sie es, bis Sie sich wohler fühlen. Es kann unterstützend sein, sich von einer Frage nach der Gegenwart leiten zu lassen:

- Was spüre ich jetzt in meinem Körper?
- Wie fühle ich mich im gegenwärtigen Augenblick?
- Wie empfinde ich die Temperatur meines rechten Fußes, wie die meines linken?

Stellt sich eine Empfindung ein, versuchen Sie mit Ihrer Aufmerksamkeit dort zu verweilen und zu beobachten, ob sich etwas verändert. Was könnte die Empfindung bedeuten? Vielleicht taucht auch ein Bild oder eine Erinnerung auf, der Sie sich überlassen. Sie können auch versuchen, die Qualität des Gefühls genauer zu beschreiben:

- Ist die Empfindung eher spitz, dumpf, warm, kalt, eckig, rund, surrend, flau, hölzern, elektrisch, strömend vibrierend, schwer, leicht, pochend, kribbelnd, blubbernd, betäubt, pulsierend, ziehend, krampfend, wabernd, drückend, schwer, flirrend usw.?
- Dehnt es sich aus? Zieht es sich zusammen? Verschwindet es? Taucht es an anderer Stelle auf?
- Hat das Gefühl eine Farbe, ist es hell oder dunkel?
- Hat es einen Ton, einen Rhythmus oder eine Melodie?
- Taucht ein Bild auf, vielleicht ein Instrument, ein Werkzeug, eine Landschaft, eine Form oder Gestalt, eine Pflanze usw.?
- Was in Ihrem Leben ist kalt, kribbelnd, drückend etc.?

Es ist möglich, dass im Zuge dessen eine Assoziation zu den Empfindungen des Körpers auftaucht, deren Spur Sie aufnehmen möchten. Wenn Sie Unruhe oder andere Impulse der Bewegung bemerken, gehen Sie dem nach und befragen sich:

- Wo und wie spüre ich die Unruhe? Möchte sie zu etwas hin oder weg von etwas?
- Fühle ich mich erschöpft, kraftlos? Was erschöpft mich (so sehr)?
- Ist die Ruhe angenehm oder unangenehm? Wo ist sie im Körper? Wie sieht die Ruhe aus? Woher kenne ich das Gefühl?

Sie können auch eher systematisch durch den Körper reisen und nach und nach an jedem Körperteil innehalten und den Empfindungen lauschen. Verweilen Sie auch an Stellen, die sich unangenehm oder gefühllos anfühlen. Geben Sie sich Zeit und warten ab, ob sich das Körpergefühl verändert, während Sie es beobachten. Nach und nach können Sie schauen, ob Bilder auftauchen, die die körperliche Empfindung in der Fantasie spontan in eine bildliche Gestalt, eine Metapher, ein Symbol für die Atmosphäre oder eine ganze Erinnerungsepisode überführen. Vielleicht zeigt sich spontan ein Zusammenhang mit dem betreffenden Gefühl und einer früheren Lebensphase, einer Person, einem Ort oder einem Wunsch, einer Hoffnung oder einer Fantasie. Eventuell spüren Sie auch plötzlich ein klares Bedürfnis wie Hunger, Durst oder stellen fest, wie müde Sie eigentlich sind.

Vielleicht können Sie Worte finden, die ihre Empfindungen beschreiben? Experimentieren Sie herum, es kann etwas dauern, bis die Empfindungen so in Worte übersetzt werden können, dass sich ein stimmiges Gefühl einstellt. Stimmig kann sich hier auf das aktuelle Selbstempfinden insgesamt beziehen, hervorgerufen durch die Vereinigung der drei Repräsentanzen: Körper, Bilderwelt und Sprache, die wir in den Beschreibungen des Embodiments kennengelernt haben. Solch ein (wieder) anknüpfen, (wieder) erkennen geht häufig mit einer Art Freude des Wiedersehens, einem freudigen Wohlbefinden und Vitalitätsgefühl, einem Gefühl, stabil in sich verwurzelt oder beheimatet zu sein, einher. Sich in sich auskennen und verstehen, seinen Wahrnehmungen trauen zu können heißt, sich selbst vertrauen zu können, und wirkt Gefühlen von ängstigender Verlorenheit entgegen. Etwas wissenschaftlicher ausgedrückt kommt es zu einer Auflösung der Spaltung und damit einer Integration zwischen den drei Gedächtnisregistern, was gleichbedeutend ist mit der Integration von Selbstanteilen, deren Austauschprozesse nun (im betreffenden Bereich) nicht mehr gehemmt, sondern flexibler sind, was zu einer psychischen Verlebendigung und Kohärenz führt.

Stimmig kann sich ebenso nur auf umschriebene Bereiche beziehen. Vielleicht stellt sich an einer bisher eher als taub empfundenen Körperstelle ein leichtes Pulsieren oder ein Wärmegefühl ein oder ein Schmerz hat sich mit einem Bild oder einer Erinnerung verbunden, sodass Sie plötzlich einen Zusammenhang sehen, etwas für Sie persönlich Sinn ergibt, also verstanden wurde und Ihnen damit bewusst geworden ist. Ebenso ist es möglich, über ein nachfühlendes Erinnern an Erlebnisse aus Ihrer Vergangenheit in Kontakt zu den auftauchenden Körperempfindungen zu kommen, ihrer Bedeutung nachzuspüren und mit einer Erkenntnis beschenkt zu werden, die aus einer Wiederverbindung bisher voneinander abgespaltener Erlebnisbereiche entspringt.

Nach einiger Zeit, wenn sich ein wenig Vertrauen mit der körperlichen Selbstwahrnehmung etabliert hat, können Sie auch über die Stimulierung der Außensinne in Kontakt mit der Ausdrucksweise Ihres Körpers treten. Besonders sinnliche Erlebnisse in der Natur, Musik, Kunst oder mittels Bewegung eignen sich, um spürend wahrzunehmen, wie der Körper von den äußeren Reizen – der ästhetischen Außenbewegung – angestimmt wird, auf diese reagiert und in Resonanz geht. Berührt und bewegt von der ästhetischen Außenbewegung schwingt sich die innere kinetische Binnenwahrnehmung ein. Wir haben dieses Zusammenspiel der kinästhetischen Funktionseinheit bereits kennengelernt. Wenn beide Bereiche harmonisch im Austausch miteinander wirken, bilden sie unser *sinnliches Selbst* (Leikert, 2019). Schauen wir uns im Folgenden an, warum bestimmte Umgebungen besonders geeignet sind, um das sinnliche Selbst wieder ins Leben zu integrieren oder zu vitalisieren.

7 Sinnliche Umgebung

Resonanz im Inneren

»Überall ist Wunderland. Überall ist Leben.«
Joachim Ringelnatz

Ästhetische Reize in Natur, Kunst, Musik oder Literatur können durch Synchronisations- und Resonanzprozesse Bewegung in unserem Inneren auslösen, sofern wir uns einlassen und von einer rein kognitiven Begutachtung Abstand nehmen. Es entsteht ästhetisches Erleben, das den Menschen in seiner Körperlichkeit bewegt und beschwingt (vgl. Tschacher, 2021). Ebenfalls anregend wirken Sinneserlebnisse, die das bewusste Wahrnehmen von Geschmacks- und Geruchserfahrungen sowie körperlicher Bewegung und Berührung betreffen. Es geht laut dem Soziologen Hartmut Rosa (2016a) darum, Umgebungen aufzusuchen, zu denen eine libidinöse Beziehung aufgebaut und so eine innere Verbundenheit zwischen uns und der Welt hergestellt werden kann. Eine *resonante Weltbeziehung* nennt es Rosa, wenn Menschen sich in einem bestimmten Kontext als berührbar erfahren. Es reicht demnach nicht aus, einen Ort in der Natur oder ein Konzert oder Ähnliches aufzusuchen, ohne die Aufmerksamkeit auf die sich im gegenwärtigen Augenblick entfaltende Erfahrung zu richten, also in bewussten Kontakt zu gehen, sich bewegen und verzaubern zu lassen. Erfahrungen von *Resonanz* sind laut Rosa (2016b) nicht technisch herstellbar, sie können sich einstellen, müssen es aber nicht, sind aber eben auch nicht auszuschließen. Sich einzulassen und loszulassen von Erwartungen – eine offene, nicht wertende Herangehensweise –, sind gute Vorbedingungen, um in eine sinnliche Erfahrung eintauchen zu können. Solch eine von Achtsamkeit geprägte Haltung erlaubt es, den Moment im Hier und Jetzt so bewusst und aufmerksam zu erfassen, wie es eben möglich ist, und alles, was sich im Außen und Innen ergibt, mit einer offenen, annehmenden Betrachtungsweise wahrzunehmen (vgl. Kabat-Zinn, 1998).

Da wir Menschen, wie alle Lebewesen, immer auch in Beziehung zu der uns umgebenden Umwelt, Kultur und Situation stehen, wir in diese eingebettet sind und diese auf uns wirken, können wir mit der Auswahl geeigneter Umfelder aktiv Einfluss auf unser Wohlbefinden nehmen. Schauen wir im Folgenden, welche Umgebungen es uns relativ leicht machen, innerlich angesprochen und in Schwingung gebracht zu werden.

Natur: Multimodale ästhetische Eindrücke

»In der lebendigen Natur geschieht nichts, was nicht in einer Verbindung mit dem Ganzen steht.«

Johann Wolfgang von Goethe

Die erholsame und Stress reduzierende Wirkung natürlicher Umgebungen ist wohl hinlänglich bekannt. Sie beruht auf verschiedenen Faktoren, die Wohlbefinden wecken. Mehr als jede andere Umgebung fördert die Natur Muße und erdet uns. Sie erfüllt unsere Sinne und ein Gewahrsein dessen stellt sich nahezu automatisch ein, wenn wir uns einlassen und nicht anderweitig ablenken. Dies gründet in den mannigfaltigen und intensiven Reizen, die in einer natürlichen Umwelt all unsere Sinnesqualitäten ansprechen. So sehen wir verschiedene Landschaften, Lichtverhältnisse, Farben, Spiegelungen, Pflanzen und Tiere; hören den Wind oder die Brandung des Meeres rauschen, den Regen prasseln, die verschiedenen Vogelstimmen zwitschern, das Laub rascheln, den Himmel donnern, den Bach leise gurgeln, den Kieselstein in den See plumpsen. Wir erfahren Berührung und berühren, wenn unsere Füße durch das kühle und feuchte Gras laufen, im samtigen Moos einsinken, feiner und warmer Sand durch die Zehen rinnt, Grashalme den Arm kitzeln, der Wind über die Haut streicht, Regen ins Gesicht prasselt oder Sonnenstrahlen auf die Wangen strahlen; wenn wir den Geruch frisch gemähten Grases, feuchter Erde, den ätherischen Geruch des Waldes, den intensiv-aromatischen Duft von Lavendel, den süßlich-blumigen Geruch des Jasmins oder das fruchtige Aroma eines Rosenbuschs riechen. Kosten wir Wildkräuter oder Beeren, trinken klares Wasser aus einer Quelle, schmecken wir unverfälschte Natur. Atmen wir klare, frische Luft, spüren wir dies in unseren Atemwegen. Laufen wir über unebenen Waldboden, ist unser Gleichgewichtssinn und unsere Tiefensensibilität – die Propriozeption – aktiviert. Mit unserem Tastsinn spüren wir die Rinde eines Baums, wenn wir sie berühren.

Das wirklich besondere in der Natur ist, dass unsere Wahrnehmungen immer mehrere Sinne gleichzeitig ansprechen, was als *Multimodalität* bezeichnet wird und zu einem vertieften Erleben führen kann. Ein Beispiel wäre das Erleben von Überwältigung oder Faszination wenn beim Anblick des blau glitzernden Meeres vor der Weite des Horizonts zeitgleich die wärmenden Strahlen der Sonne und eine leichte Brise frischer Luft auf der Haut gespürt werden, der salzige Geruch in der Nase wahrgenommen, der warme Sand unter unseren Füßen gespürt wird und der Ruf einer Möwe, die wir beobachten, wenn sie mit ihren weit ausgebreiteten Schwingen über das Meer segelt, in unseren Ohren klingt. Unwillkürlich fesseln die vielen ästhetischen Eindrücke mühelos die Aufmerksamkeit. Diese natürliche Absorption, das Flow-Erleben, ist eine Erfahrung von Leichtigkeit und tiefer Verbundenheit mit sich und der Welt unter Aufhebung des Zeitempfindens (Williams & Harvey, 2001), eine Selbstgewissheit in der Selbstvergessenheit, ein Moment, in dem »Ich fühle, dass ich bin« (Kast, 1997, S. 53). *Erholung für den Geist* nennen es Umweltpsychologen (so Hellbrück & Fischer, 1999, S. 254). Das heißt nun keinesfalls, dass Sie für solche Erlebnisse permanent ans Meer fahren müssten. Auch eine kleine Hummel im nahegelegenen Stadtpark kann Sie bezirzen, wenn Sie sich nur die Zeit nehmen, sie zu betrachten und ihrem tiefen Brummen zu lauschen, während sie eine Kugeldistel umschwirrt und bestäubt.

Werden Sie sich in solchen Momenten des Innehaltens Ihrer Selbstwahrnehmung gewahr, spüren Sie vielleicht Gefühle von Ruhe, Ausgeglichenheit oder Zufriedenheit, an den natürlichen Prozessen teilhaben zu können. Auch erwächst vielleicht ein Gefühl der Zugehörigkeit, des Eingebundenseins aus der Erfahrung, Teil der Natur zu sein. *Biophilie-Effekt* nannte Erich Fromm diese uns angeborene Neigung, Verbundenheit zur Natur und zu allem Lebendigen in uns zu tragen und die leidenschaftliche Liebe zum Leben und zu allem Lebendigen in uns zu spüren (Fromm, 1999; Ulrich 1995). Der Psychologe Daniel N. Stern (2005) bezeichnete solche aufmerksamen Augenblicke, in denen die gefühlte Erfahrung in einer Situation bewusst wird, als einen *Gegenwartsmoment*; wenn dieser dazu sehr emotional aufgeladen ist, als einen *Jetzt-Moment*. Diese Momente dauern zwischen einer und zehn, durchschnittlich drei bis vier Sekunden und sind von vitalen Affekten begleitet. Es ist bewusstes, konzentriertes und direktes Erleben im Moment und diese besonders intensive und unmittelbare Gewissheit, lebendig zu sein, schafft Bedeutung. Augenblicke dieser Art und das Gefühl, gerade etwas Besonderes erlebt zu haben, sind prägende subjektive Erfahrungen und können ein Keim nachhaltiger Veränderungen sein (vgl. Stern, 2005).

Schenken wir Stern und seinen Forschungen Vertrauen und gehen von den drei bis vier Sekunden aus, die für solch bewegende Augenblicke erforderlich sind, ist es übrigens gar nicht schlimm, wenn wir solche Möglichkeiten verpassen. Abzüglich des Nachtschlafs haben wir pro Tag ungefähr 14.500- bis 19.200-mal von Neuem die Gelegenheit, uns anrühren zu lassen und in einen Gegenwartsmoment einzutauchen. Mit jeder einzelnen wahrgenommenen Chance, in die verkörperte Selbstwahrnehmung einzutreten, verbessert sich das Zusammenspiel der drei Subsysteme des Erlebens von Emotionen. Natürlich laden auch Begegnungen mit Tieren und anderen Menschen – denn auch diese sind ja Teil der Natur – ein, sich auf den gegenwärtigen Moment einzulassen.

Angeborene Erholungsreaktion in der Natur

»Die Natur ist ein sehr gutes Beruhigungsmittel.«
Anton Pawlowitsch Tschechow

Eine weitere Wirkkraft, die unmittelbar auf uns Einfluss nimmt, sind die Farben in natürlichen Umgebungen. Obwohl durch unterschiedliche Prägungen individuelle Assoziationen in uns geweckt werden, gibt es evolutionsbedingte, spontane Reaktionen, die bspw. im Bereich der blauen und grünen Farbtöne Entspannung und Beruhigung auslösen. Bedingt durch ererbte Anpassungsvorgänge der menschlichen Spezies an die uns angestammten natürlichen Lebensräume, sind unsere Netzhäute besonders sensibel für Wellenlängen der verschiedenen Grünnuancen. Laut dem Wahrnehmungspsychologen Axel Buether (2020) sind die Hälfte unserer Farbrezeptoren der Netzhaut auf das grüne Farbspektrum ausgelegt: Um die 10 Millionen verschiedene Grüntöne sollen wir mit diesen wahrnehmen können. Halten wir uns in einer grünen Oase auf, löst das demzufolge ein Gefühl des Beheimatetseins und der Einkehr in uns aus. Darüberhinaus führt der Aufenthalt in einer natürlichen Umgebung zu einer Beruhigung durch eine *Reizreduktion*, da es zwar sehr viele Abstufungen bspw. des grünen Farbspektrums gibt, aber weniger andere Farbreize. Ähnliches gilt für die Vertiefung in die Betrachtung des blauen Himmels oder der grün-blauen Farbtöne von Meeren und Seen. Diese Reizreduktion kommt ebenfalls zum Tragen, wenn der Blick über große, relativ gleichförmige Flächen wie Sand oder Graswiesen streift. Forschungen haben ergeben, dass diese entspannende Wirkung reizarmer Umgebungen im Farbspektrum grau nicht eintritt, sondern dies mit ängstlichen und deprimierenden Assoziationen und Stimmungen einhergeht. Wir haben uns demnach genetisch noch nicht vollständig an urbane Umgebungen angepasst, obwohl wir den uns angestammten Lebensraum der Wildnis schon vor langer Zeit verlassen haben. Ebenfalls wohltuend wirkt, wie schon angesprochen, die Vielzahl sinnlich-körperlicher Reize unter Ausschluss der sonst üblichen technischen Überreizung, wenn wir uns dies einräumen.

Entwicklungsgeschichtlich sind wir Menschen mit einer *angeborenen affektiven Erholungsreaktion* in der Natur ausgestattet, die sich einstellt, sobald Reize eintreffen, die phylogenetisch überlebenswichtig waren und Sicherheit spendeten. Diese implizite Reaktion, abzuschätzen also, ob eine Umgebung als bedrohlich oder ungefährlich erlebt wird, fällt in natürlichen Umgebungen heutzutage meistens gut aus. Da Wasser, Nahrung (Pflanzen) und die Abwesenheit des Säbelzahntigers das Überleben sicherten, lösen diese Eindrücke beim Menschen zunächst eine positive emotional-physiologische Reaktion aus (Ulrich, 1983). Natürlich üben auch Düfte und Geräusche angenehmen Einfluss auf uns aus. Jede positive emotionale Reaktion geht mit einer intensiven Aufnahme von Informationen einher und regt unser Explorationsverhalten an, die Situation genauer kennenlernen zu wollen (Orians & Heerwagen, 1992). Dies führt zu einer erhöhten Ausschüttung von Botenstoffen, die Glücksgefühle und Wohlbefinden vermitteln. Dazu kommt ein erholsamer Effekt, der durch das Wissen um das Entferntsein vom Alltag ausgelöst wird: das Anderswosein, ungestört und unerreichbar, frei vom Gefühl, responsiv handeln zu müssen, und befreit, der Betriebsamkeit der Alltagsroutine entflohen zu sein (Ulrich, 1986; Wohlwill, 1983; Laumann et al., 2001).

Anregung der Selbstreflexion durch Naturmetaphern und Symbolik

> »Gedanken wollen oft – wie Kinder und Hunde –, dass man mit ihnen im Freien spazieren geht.«
>
> *Christian Morgenstern*

Die stressreduzierenden, beruhigenden und erholsamen Reaktionen auf natürliche Umgebungen erleichtern es, in uns hinein zu spüren und in einen inneren Dialog mit eigenen Themen zu gehen. Die Natur unterstützt uns dabei, indem sie uns einen Raum für Selbsterfahrung und Selbstreflexion bietet, der unzählige Inspirationen für Assoziationen, Symbolik und Metaphern enthält und deren Versprachlichung fördert. So können spontan Sinnzusammenhänge auftauchen und Worte zutage treten, die zu einem Erkenntnisgewinn führen.

Machen wir doch mal einen kleinen Ausflug in den Wald und stellen uns vor, durch diesen zu spazieren und den Blick über das leuchtend grüne Moos gleiten zu lassen. Plötzlich erblicken Sie eine Schnecke, die sehr gemächlich ihres Weges kriecht. Eine Weile halten Sie inne und beobachten die langsame, wellenförmige Art des Tieres, sich fortzubewegen, dann denken Sie plötzlich ein wenig abschätzig: »Was für ein Schneckentempo!« Über die Metapher »Schneckentempo« müssen Sie schmunzeln und es kommt Ihnen in den Sinn, dass auch Ihnen selbst eine gewisse Verlangsamung ab und an ganz gut täte. Nun beginnen Sie, darüber nachzudenken, warum die Langsamkeit eine abwertende Reaktion in Ihnen auslöste. Oder Sie folgen müde und mit schmerzenden Waden einem stetig ansteigenden Weg und denken ein wenig missmutig: »Es ist nicht zu glauben, es geht unaufhörlich immer weiter bergauf!« Während Sie diesen Satz in sich bewegen, spüren Sie Zuversicht in sich aufsteigen und trauen sich, der kommenden Zeit hoffnungsvoller entgegenzublicken. Naturmetaphern wecken also eine Menge Assoziationen, schaffen Verknüpfungen, bringen Lösungsvorschläge individueller Problemstellungen mit sich und haben die Kraft, uns anhaltend zu bestärken, weil sie lebendig, eindringlich und zumeist auch mit einem Bild verbunden sind. Ein Bild vor unserem inneren Auge ist schwer zu verneinen, hat demnach den Vorteil, dem Vergessen oder Verdrängen nicht unmittelbar anheim zu fallen. Über dieses Signalbild – oder Wort, im Sinne eines Ankers – ist die von Metaphern ausgehende motivationale Energie später wieder erinner- und belebbar und kann so zur Quelle von Veränderung werden.

Auch ein Symbol vermag es, uns Zugang zu Selbstaspekten zu eröffnen und uns auf dem eigenen Erkenntnisweg zu unterstützen. Ein Symbol, in seiner vermittelnden Funktion zwischen dem Unbewussten und unserem Bewusstsein, ist nie ganz greifbar, sondern enthält aufgrund seiner Verdichtung immer einen Bedeutungsüberschuss, etwas mehr an Sinn, als wir bewusst erfassen können. Im Resonanzraum der Natur entdecken wir im Äußeren, also in Geschehnissen und Erscheinungen der uns umgebenden Natur, Phänomene des eigenen Inneren wieder. Wir gehen innerlich in Resonanz mit Naturphänomenen, die symbolisch aufgeladen persönliche Bedeutung für uns transportieren. So stellt sich vielleicht bei der Betrachtung der räumlichen Ausdehnung des Meeres spontan ein Gefühl von Weite, Grenzenlosigkeit und Freiheit im Inneren ein und löst die Sehnsucht aus, das Erleben solcher Gefühle vermehrt ins eigene Leben zu holen. Ebenso kann die unbegrenzte Weite des Anblicks Unwohlsein auslösen und Wünsche nach Begrenzung und Sicherheit zutage treten lassen. Denkbar ist auch ein Sowohl-als-auch beider Gefühlszustände, ebenso unterschiedliche Ausprägungen in Abhängigkeit von der aktuellen Lebenssituation.

Der Baum als Symbol ruft häufig Gefühle von Stabilität und Stärke hervor. Ebenso vielleicht von Verlässlichkeit und Kontinuität, zum Beispiel wenn im fortgeschrittenen Lebensalter der Baum, in dessen Rinde im Kindesalter die eigenen Initialen eingekerbt wurden, wiederaufgespürt wird. Auch der feste Stand eines Baums, durch seine kräftigen und weit im Boden verzweigten, ihm Halt gebenden Wurzeln, regt möglicherweise die Selbstreflexion an. Ein Regenbogen als sanfte Brücke zwischen Regen und Sonnenschein zeugt wiederum von der Möglichkeit, auch in traurigen Stimmungen Freude verspüren zu können. – Die Beschreibung ließe sich noch ausgiebig fortsetzen, aber das würde vermutlich den Spaß an der je eigenen Suche nach Symbolen und Metaphern eindämmen. Der Erziehungswissenschaftler Ulrich Gebhard (2001, 2018) verweist auf die ambivalente, also doppeldeutige Beschaffenheit der Natur. Zeitgleich vermittelt diese die Erfahrung von Beständigkeit und damit Sicherheit, und gleichzeitig ist sie immer wieder neu. Neben ihrer Kontinuität und Verlässlichkeit unterliegt alles Lebendige zeitgleich ständigen Veränderungsprozessen und daher dem permanenten Wandel. Diese beiden an sich widersprüchlichen Bestrebungen nach Konstanz und Neuem tragen auch wir Menschen in uns. Wir empfinden diese Ambivalenz gegensätzlicher Wünsche allerdings häufig als inneren Konflikt. Das Erleben dieser integrierten, friedvollen Koexistenz in natürlichen Umgebungen – die nicht verschmolzene Gleichzeitigkeit beider Ausprägungen – trägt gewiss dazu bei, dass wir uns in diesen so wohl fühlen.

Naturerleben bedeutet für uns immer auch, uns gleichermaßen als Teil der Natur wahrzunehmen und ebenso uns als ein Gegenüber zu erfahren, uns sowohl mit ihr verbunden als auch von ihr getrennt zu erleben. Wir können der Rhythmik, Zyklen und Prozesse der Natur auch in unserem Inneren nachspüren, in ihrem Sprießen und Verblühen, dem Werden und Vergehen alles Lebendigem, dem sich wiederholenden Lauf der Jahreszeiten, in Ebbe und Flut, Tag und Nacht, dem Kreislauf des Mondes, der Fortpflanzung und dem Winterschlaf der Tiere als dem Leben zugehörig. Das Außen erkennen wir im Inneren wieder und umgekehrt, denn diese Rhythmen bestimmen auch unser Leben. Wie bewusst wir das wahrnehmen, können wir dosieren, berühren jedoch wird es uns innerlich in jedem Fall. So können wir die letzten Sommertage nur ein wenig wehmütig erleben oder uns intensiver an vergangene oder anstehende Abschiedsprozesse erinnert fühlen. Je tiefer wir in das Naturerleben eintauchen, uns mit allen Sinnen einlassen, desto intensiver wird es uns ergreifen und die Auswirkungen auf Prozesse der Selbsterfahrung und Selbsterkenntnis sowie die Vitalisierung des Lebensgefühl wirkmächtig anregen.

Musik: Rhythmus, Schwingung, Klang und spürendes Hören

> »Musik ist ein Vehikel für Traurigkeit – aber auch für Freude. Und wenn es gelingt, beide Extreme zusammenzubringen, entsteht Magie.«
>
> *Paul McCartney*

Schon vorgeburtlich, im Mutterleib, ist unser Leben von unzähligen Klängen und Tönen durchdrungen, mit denen wir mitschwingen. Wir hören bereits ab dem fünften Schwangerschaftsmonat den Herzschlag, die Atem- und Verdauungsgeräusche, das Rauschen des Bluts und die Stimme der Mutter. Es ist jedoch kein reines, sondern ein *spürendes Hören*, eine ganzheitliche Wahrnehmung, die von verschiedenen Rhythmen und Vibrationen begleitet ist. Neben den durch Schall am kindlichen Trommelfell entstehenden Schwingungen erzeugen auch die innerkörperlichen Rhythmen des Mutterkörpers Vibrationen, die das Ungeborene über die Haut und den Gleichgewichtssinn propriozeptiv erlebt. Das Baby im Mutterleib ist eingebettet in die Melodien der lebenserhaltenden Vitalfunktionen der Mutter aus Herzschlag, Pulswelle und Atemrhythmus. Spricht, summt oder singt die Mutter, löst dies in ihrem Körperinneren ebenfalls Bewegungen aus, die das Kind aufnimmt. Auch das Gewiegt-, Geschwungen- und Bewegtwerden im Fruchtwasser hat Anteil an diesem spürenden, motorischen Hören (vgl. Gindl, 2021).

Da die verschiedenen Sinneszellen des Ungeborenen noch nicht ausdifferenziert und damit auf eine bestimmte Reizart spezialisiert sind, verknüpfen und vermischen sich die verschiedenen Sinnesempfindungen zu einer ganzheitlichen Wahrnehmung. Diese frühen Wahrnehmungen sind außerdem untrennbar mit Gefühlen verbunden: Da das Kind im Mutterleib über die Blutgefäße der Nabelschnur mit der Plazenta und damit dem mütterlichen Blutkreislauf verbunden ist, erlebt es über die Neurotransmitter der Mutter unmittelbar auch Veränderungen ihres vegetativen und emotionalen Zustandes. Solch frühe Erfahrungen und Erinnerungsspuren von An- und Entspannung, Überraschung und Regelmäßigkeit, Stress und Wohlbefinden werden also gemeinsam mit auditiven Eindrücken, die immer auch Bewegungsenergien und Gefühlszustände beinhalten, gebildet (vgl. Rösing, 1981). Durchdrungen von den verschiedenen, sich überlagernden, lebenserhaltenden Rhythmen (aus Herzschlag und Atmung) der beiden Körper lebt das Ungeborene in einer vormusikalischen Welt aus Schwingungen und Klängen. »Rhythmus und Melodie sind, wenn man so will, aus den Grundlagen des Lebens selbst geboren«, schreibt die Musikpädagogin Irmgard Merkt (2016, S. 128). Hören ist demnach von Beginn jedes Lebens an mit einem Bewegtwerden, einem In-Schwingung-gebracht-Werden, einem Widerhall im eigenen Inneren kombiniert. Wir können nicht hören, ohne daran mindestens im Inneren mit einer eigenkörperlichen Bewegung beteiligt zu sein.

Musikalisch-vorsprachlicher Dialog und emotionaler Zugang zu Musik

> »Nichts ruft die Erinnerung an die Vergangenheit so lebhaft wach wie die Musik.«
>
> *Anne-Louise-Germaine von Staël-Holstein*

Die Bedeutsamkeit des frühen zwischenmenschlichen Resonanzerlebens haben wir in den Ausführungen über die elterliche einfühlende Reaktion und Regulierung der Affekte des Säuglings bereits kennengelernt. Die empathische Resonanz der Bindungsperson auf die mitgeteilten Affekte des Kindes vermittelt diesem erste Erfahrungen miteinander geteilter innerer Zustände und damit wechselseitiger Resonanz sowie des Miteinander-Schwingens, der unentbehrlichen Grundlage für die Entwicklung des Selbst des Kindes (Stern, 2000). Über melodische Konturen, die *prosodische* Sprechweise der Eltern in der sogenannten *Ammensprache*, erfährt das Kind – ehe es des Wortverstehens mächtig ist – die emotionalen Aussagen seines Gegenübers. Es sind also die musikalisch-vorsprachlichen Parameter des Singsangs, die *musikalische Kommunikation* oder *Musiksprache*, die dem Kind den emotionalen Gehalt überbringt und die Grundlage für den späteren gefühlsmäßigen Zugang zur Musik legen (Papoušek, 2008). Das Verinnerlichen und Speichern dieser stimmlich-rhythmisch-emotionalen Abstimmungen der frühen Begegnungen im prozeduralen Gedächtnis bewirkt, dass diese Erfahrungen im späteren Leben über die Rhythmik, Melodie und den Klang von Musik direkt wiederbelebt werden. Außerdem wird deutlich, welch elementares Bedürfnis nach emotionaler Resonanz in zwischenmenschlichen Begegnungen als auch in eigenen Erfahrungen – eben bspw. durch Musik – wohl lebenslang in jedem Menschen wirkt (Gindl, 2021).

Musik vermag über die musikalischen Elemente der Melodie, Rhythmik, Harmonie als auch über den Ausdruck der Sprache – selbst ohne das Verstehen der Worte –, verschiedenste Stimmungen zum Ausdruck zu bringen und in uns zu stimulieren (Erhardt, 2021). Sehnsucht, Leidenschaft, Freude, Trauer, Energie, Freude – die Aufzählung ließe sich durchaus noch weiter ausführen. Durch die Modulationen zwischen hohen und tiefen Tönen, wechselnder Dynamik, verschiedener Tempi, Lautstärken und Instrumenten, Harmonien und Dissonanzen, Tonarten in Dur und Moll erreicht uns die emotionale Botschaft eines Stücks wie in frühkindlichen Lebensphasen die Ammensprache. So kann bestimmte Musik als Rückzugsort fungieren, in dem Verstehen-ohne-Sprache möglich ist und der ein Gefühl von Verbundenheit und Entspannung entstehen lässt.

Musikbasierte Selbstregulation

> »Musik drückt aus, was nicht gesagt werden kann und worüber zu schweigen unmöglich ist.«
>
> *Victor Hugo*

Folgen wir diesen frühen Grundlagen, ist es offensichtlich, dass Musik besonders geeignet ist, uns auf emotionaler Ebene zu berühren, um in unsere körperliche Selbstwahrnehmung einzutauchen und vielleicht auch das schwingend Empfundene in äußere Bewegung zu überführen, um innersensorische, spürende Erfahrungen in körperlichen Bewegungsreaktionen auszudrücken. Wir können Musik also als Inspiration oder Vermittlerin von Resonanz nutzen, um die emotionale Lebendigkeit zu erwecken und ihren Ausdruck zu fördern, oder kurzum: einen kreativen Prozess auszulösen, der immer auch eine Entwicklung und Veränderung bedeutet. Sich einzufühlen in die Stimmungen, die von einem Musikstück transportiert werden, hilft, eigene Gefühle zu verarbeiten und zu regulieren. Der Musikwissenschaftler und Psychologe Marcel Zentner (2016) schreibt: »Dabei tendieren Menschen dazu, Musik zu wählen, die kongruent mit ihrer Gefühlslage ist. Sie versuchen selten, eine traurige Stimmung durch fröhliche

Stücke zu verändern.« Beim Hören trauriger Lieder, wenn wir die vertonten Gefühle in einem Stück erkennen, fühlen wir uns verbundener, weniger allein. Es ist die Gewissheit, sich verstanden zu fühlen und dort abgeholt zu werden, wo es gerade besonders schmerzt. Jemand anderes hat schon ähnlich empfunden und lässt uns daran Anteil haben. Auch empfinden viele Menschen häufig eher Gefühle von Melancholie und Nostalgie, weniger von Traurigkeit im Sinne eines depressiven Zustands, wenn sie traurige Lieder hören; Gefühle also, die zum einen sehnsuchtsvolle Erinnerungen an Vergangenes wecken, zum anderen aber auch als verbindendes Andenken in uns weiter leben und lebendig bleiben (Janus, 1997).

Da die passende Musik unser Selbst so tief berühren kann, vermag sie sowohl tief verdrängte Gefühle als auch solche, die wir uns selbst nicht zugestehen, aus ihrer Verbannung zu erlösen und so erstarrte, verkapselte Anteile der psychischen Struktur wieder in den flüssigen Austausch miteinzubeziehen und Lebensenergien zu entfalten. Solch eine intensive musikbasierte Selbstregulation kann sich ergeben, wenn Sie sich bewusst eingelassen haben, quasi einen emotionalen Verstärker gesucht haben, um eine Stimmung zu verarbeiten. Es kann sich aber auch spontan und ungeplant einstellen, ohne dass Ihnen anfangs bewusst ist, was Sie so sehr bewegt. Sie fühlen, dass im Inneren ein starker Widerhall entsteht, die Musik Ihnen aus der Seele spricht, vielleicht auch Ihr Körper mit einer Gänsehaut reagiert oder Sie in Tränen ausbrechen, Ihnen vor Wut ganz heiß wird oder Sie von freudiger Energie ergriffen, springen oder tanzen möchten. Was auch immer hervorkommen möchte: Geben Sie sich Zeit, das Gefühl zu erleben. Vielleicht möchten Sie dasselbe Stück zwei- oder fünf- oder zwölfmal hören. Das ist gut und in Ordnung, so wie Sie es eben fühlen. Irgendwann werden Sie spüren, dass es ruhiger wird in Ihnen.

Jede Emotion, die sich ausdrücken darf, geht nach einer gewissen Zeit vorüber. Manchmal entsteht sie von Neuem, wenn die Umstände sich nicht ändern oder ein schwieriges Ereignis verarbeitet werden muss, aber der momentane Affekt wird sich abbauen. Im Bereich der gehobenen Emotionen – Freude, Glück, Ekstase usw. – wünschen wir oft, dass diese nie vergehen, aber das entspricht eben nicht ihrem Wesen. Haben Sie den Gefühlen ihren Raum und ihre Zeit zugestanden, wird sich der Sturm legen. Nun wird es Ihnen möglich, zu ergründen, was Sie so intensiv angerührt hat, und die Gefühle zu präzisieren und einzuordnen. Vielleicht finden Sie passende Worte für Ihre Empfindungen und erlangen so ein Stück weit mehr Bewusstheit über die Zusammenhänge.

Emotionales Hören: Erwartung, Befriedigung und Inspiration

»Lebendigkeit spüren wir vor allem dann, wenn wir uns für etwas begeistern.«

Ernst Ferst

Unser Gehirn ist beim Aufnehmen und Anhören von Musik ständig bemüht, zu erfassen, wie sich das jeweilige Stück entwickelt, wie bspw. Melodie, Rhythmus oder Lautstärke sich verändern und entfalten werden. Aus diesen Erwartungen entsteht eine leichte, angenehme Spannung in uns, die mit einer erhöhten Ausschüttung von Dopamin einhergeht. Das beschert uns Glücksgefühle. Wird diese Spannung im Verlauf aufgelöst, unsere Erwartung erfüllt, stellt sich eine gewisse emotionale Befriedigung ein. Nehmen wir einen, für uns unerwarteten Bruch in der Struktur wahr, bleibt die Erwartung also unerfüllt, sind wir überrascht (im Sinne von angeregt), was erneut zu einer Dopaminausschüttung führt. Allerdings kommt es nur zu dieser Aktivierung unseres Belohnungszentrum, wenn wir uns darauf einlassen, in die Klänge der Musik einzutauchen und vom beiläufigen, *diffusen Hören* in den Zustand der gefühlvollen Hingabe, des *emotionalen Hörens* wechseln (vgl. Jäncke, 2006, 2023). Sich einzulassen und einzustimmen und damit die Energie oder Fülle eines Stücks aufzugreifen, kann zur Quelle von Hoffnung und Inspiration werden, wenn im eigenen Dasein entsprechende Qualitäten und Intensitäten gegenwärtig schmerzlich vermisst werden. Auch vermag es manche Musik, ein Gefühl auszudrücken und in Zuhörenden zu erwecken, obwohl diese bestimmte Gefühlsqualität im eigenen Erleben des Hörenden bisher noch nicht vorgekommen ist (Oberhof, 2005).

Beruhigend und entspannend wirkt Musik unter anderem durch Wiederholungen, die das Gefühl von Sicherheit im Vertrauten stimulieren. Erst jüngst ist in der neurowissenschaftlichen Forschung ein Netzwerk unseres Gehirns entdeckt worden, was den Namen *Default Mode Network* trägt und aktiv ist, wenn wir entspannen, Tagträumen und scheinbar nichts tun, also keine konzentrierte Denkarbeit verrichten (Kucyi et al., 2016). Es ist auch aktiv, wenn Information von hoher persönlicher Bedeutung verarbeitet werden und wir mit künstlerischen Prozessen und ästhetischem Erleben beschäftigt sind (Vessel et al., 2013). Durch das emotionale Ansprechen auf Musik und die Eigenschaft dieser, ästhetische Empfindungen anderer Sinnesqualitäten (wie sehen, riechen, bewegen etc.) in der Vorstellung zu stimulieren und unsere Selbstreflexion und damit die auch die Entwicklung der Ich-Identität anzuregen, erfahren wir im emotionalen Hören von Musik persönlichen Sinn. Die Aufnahme von Musik scheint daher aus zweierlei Gründen geeignet, um in diesen Modus umzuschalten, ihn zu aktivieren, seine Kapazitäten zu stärken und somit die Persönlichkeitsentwicklung zu fördern (Mastnak, 2021). Zum einen bewirken eben die sinnlichen Empfindungen die Aktivierung des *Ruhezustandsnetzwerks*, zum anderen der entspannte Zustand des Einfach-Seins, des mit sich und der Musik In-Resonanz-Seins im gegenwärtigen Augenblick des emotionalen Hörens.

Musizieren: Verbundenheit durch Resonanz

Neben den beschwingenden Aspekten des rezeptiven Musikhörens wirkt sich natürlich auch das aktive Musizieren positiv auf unser Wohlbefinden aus. Abgesehen von einer erhöhten Freisetzung von Dopamin und körpereigenen Endorphinen fördert gemeinsames Musizieren das Gefühl der Verbundenheit mit anderen durch die Ausschüttung des Bindungshormons Oxitocin. Das Miteinander-Teilen der durch die Musik hervorgerufenen Emotionen stärkt ebenfalls das Gefühl, stabil in einer Gemeinschaft eingebunden zu sein. Auch die Synchronieeffekte zwischen den Musizierenden, das Gefühl, sich wie ein (Resonanz-)Körper zu fühlen und zu schwingen, die *Synchronresonanz*, trägt zur Verbundenheit bei, aus der die Musik als ein gemeinsames Drittes entsteht (Berendt, 1983). (Erinnern wir uns daran, dass in der frühen Erlebensform des Säuglings, bspw. während des Stillens, die Wahrnehmung eines verschmolzenen Körpers entsteht, wird noch deutlicher, warum Synchronresonanz auf uns Menschen so wohltuend wirkt.) Der – nicht ich-bezogene – Dialog verschiedener, aufeinander bezogener Instrumente oder Singstimmen, die sich wechselseitig mit der je eigenen Stimme oder Ausdrucksform beantworten, die *Responsresonanz*, erfüllt das menschliche Grundbedürfnis, wahrgenommen, anerkannt und beantwortet zu werden. Es erinnert an die frühe Ammensprache, die unser Bedürfnis nach Erfahrungen gemeinsamer Aufmerksamkeit, dem *joint-attention*, befriedigt. In der kindlichen Entwicklung bilden sich aus diesen Beziehungsepisoden geteilter Erfahrungen erste affektbesetzte innere Vorstellungen – Repräsentanzen –, die grundlegend für die spätere Entwicklung der Mentalisierungsfähigkeit sind. Spezifisch beschreibt diese die Fähigkeit, imaginativ sowohl Körperzustände und -wahrnehmungen als auch mentale Zustände (Gedanken, Gefühle, Überzeugungen und Absichten) von sich selbst und anderen wahrnehmen und zweckbestimmt austauschen zu können (Schultz-Venrath, 2022). Auch diese Fähigkeit können wir lebenslang weiterentwickeln und im gemeinsamen Musizieren ist das auf sehr spielerische Weise möglich. Das Wechselspiel aus Synchron- und Responsresonanz befriedigt gewissermaßen die beiden, in allen Menschen wirkenden Bedürfnisse nach Verbundenheit mit anderen und ebenso den Wunsch nach selbstwirksamem, autonomem Handeln durch den je eigenen Beitrag am gemeinsamen Erschaffenen. Diese Ambivalenz an sich gegensätzlicher Wünsche wird sonst im Leben häufig sehr konflikthaft erlebt. Im gemeinsamen Musizieren können beide Bestrebungen zugleich im Sinne einer nicht verschmolzenen Verbundenheit erlebt werden (vgl. Rudolf, 2008).

Menschen, denen es eher schwerfällt, sich auf den Kontakt mit anderen einzulassen, kann die eher freudig, spielerische Tätigkeit des gemeinsamen Musizierens diesen Schritt erleichtern. Förderlich auf die Persönlichkeitsentfaltung eines Menschen kann es sich ebenfalls auswirken, sich zu ermächtigen, die eigene Stimme im Gesang zu erheben, sie wirksam in einem Ganzen zu erleben oder mit Klängen des Instruments von sich hören zu lassen, dem Wunsch, gesehen und gehört zu werden, Ausdruck zu verleihen. Die auf den menschlichen Körper übergehenden Vibrationen eines Instruments, eines *Resonanzkörpers*, können unterstützend sein, um die spürende Wahrnehmung des eigenen Körpers wieder bewusst zu entdecken. Die beim Singen in Schwingung gebrachten und dadurch fühlbaren Klangräume des eigenen Köpers stärken das Gefühl, mit sich selbst verbunden zu sein, das Ich-selbst-Sein (Will, 2021).

Wohlbefinden und Entspannung stellen sich beim Singen mit der richtigen Atemtechnik fast von allein ein. Diese Technik der Zwerchfellatmung haben Sie bereits kennengelernt. Da die Töne mit dem Ausströmen der Luft entstehen, gelangen wir beim Singen automatisch in einen Atemrhythmus mit verlängerter Exspirationsphase und wirken dadurch aktivierend auf den beruhigenden Teil des vegetativen Nervensystems ein. Die an den Stimmbändern und im Kehlkopf entstehenden Vibrationen stimulieren dazu den Vagusnerv in diesem Bereich. Sie tun sich also Gutes, wenn Sie singen, sooft es Ihnen in den Sinn kommt, weil dadurch Ihr Nervensystem sehr effektiv für Entschleunigung sorgt. Auch im strukturellen Bereich des Gehirns verändert sich einiges, wenn wir ein Instrument spielen oder singen erlernt und geübt wird. So verbessern sich durch Transfereffekte die Aufmerksamkeits- und Konzentrationsfähigkeit als auch motivationale Komponenten. Außerdem sorgen musikalische Reize für die Ausbildung neuer Verknüpfungen zwischen Nervenzellen. Gehirne von Musikern weisen bspw. eine höhere Dichte der grauen Substanz in Hirnarealen auf, die für das Hören, das räumliche Sehen und die Motorik zuständig sind (Leipold et al., 2021). Auch die Verbindung beider Gehirnhälften, das *Corpus callosum*, zeigt sich stärker ausgeprägt und ermöglicht daher eine verbesserte Kommunikation zwischen beiden Hirnhemisphären. Ebenfalls im Bereich der Substanz des Kleinhirns und des Sprachzentrums sind Gehirne von Musikern im Vergleich zu Nicht-Musikern besser ausgestattet. Diese strukturellen Veränderungen sind natürlich stärker ausgeprägt, je früher die musikalische Bildung begann (Jäncke, 2008). Bedingt durch das Vermögen des Gehirns zur *Neuroplastizität* – der Eigenschaft durch Training so veränderbar zu sein, dass es optimal auf neue Anforderungen reagieren kann – fördert Musizieren die Entwicklung der sensomotorischen, auditiven und visuellen Fertigkeiten, unabhängig davon, in welchem Alter begonnen wird.

Kunst und Kreativität: Spielraum des schöpferischen Kindes

> »Als Kind ist jeder ein Künstler. Die Schwierigkeit liegt darin, als Erwachsener einer zu bleiben.«
>
> *Pablo Picasso*

Kreativ-künstlerische und spielerische Tätigkeiten sind in besonderem Maße geeignet, in nicht begriffliche Selbstzustände einzutreten, in der die Zweckfreiheit das Ziel des Tuns beinhaltet. Um frei und spontan aus sich selbst heraus tätig sein zu können, brauchen Kinder wie auch Erwachsene unstrukturierte, nicht verplante Zeit, in der sich gewissermaßen ein innerer und auch äußerer Raum eröffnet, ein *Spielraum*, der die Entfaltung einer Aktivität nur um ihrer selbst willen erst ermöglicht (vgl. Trautmann-Voigt & Voigt, 2002). Das freie, fantasievolle, kindliche Spiel, in dem das Kind sich Wünsche erfüllen kann, andere nachahmt, Handlungen erprobt und durch Rollenumkehr erlittene Frustrationen verarbeitet, indem es den aktiven Part des ihm zuvor widerfahrenen einnimmt, hat wichtigen Anteil an der kindlichen Entwicklung. Hat ein Kind bspw. im Rahmen einer ärztlichen Untersuchung eine schmerzhafte Injektion bekommen, wird es diese Erfahrung vielleicht verarbeiten, indem es nachfolgend dem Teddy eine Spritze gibt, um so das passiv Erlittene aktiv zu bewältigen. Spielen bedeutet für das Kind also neben dem Erleben von Freude und den Lernerfahrungen auch ängstigende, schmerzvolle, ärgerlich oder wütend stimmende und traurige Erlebnisse verarbeiten zu können. Spielerisch lernt es, sein psychisches Gleichgewicht selbstständig auszubalancieren. Das Kind drückt seine Gefühle aus und übt, sie zu regulieren. Indem es Erfahrungen *verspielt*, erprobt es mehr und mehr seine Fähigkeit zur Selbstregulation: eine bedeutende Komponente für die weitere Autonomieentwicklung (vgl. Siegel, 2002). Diese, uns Menschen angeborene Neigung oder Lust, durch schöpferische Kräfte im Spiel kreative Bewältigungsstrategien zu entwickeln und so regulierend auf unsere psychische Verfassung einzuwirken, erlischt auch in späteren Lebensphasen nicht. Es bedarf lediglich der Selbstermächtigung, wieder anregende Spielräume aufzusuchen, die dem *inneren schöpferischen Kind* erlauben, sich zu rühren und spontan auf der nichtsprachlichen Ebene zu entfalten (vgl. Winnicott, 1971; Trautmann-Voigt & Voigt, 2002).

Aktiv künstlerisch-bildnerisches Gestalten

> »Kunst gibt nicht das Sichtbare wieder, sondern macht sichtbar!«
>
> *Paul Klee*

Jeder kreative Prozess ist auch ein Veränderungsprozess, in dem Neues entsteht und das eigene Erleben und Verhalten (wieder) erweitert wird, in dem der Mensch sich ein Stück weit verwandelt und als lebendig erfährt. Die Lebensphase der Kindheit ist geprägt von freudigem, schöpferischem Selbstausdruck im kreativen Gestalten mit unterschiedlichsten Materialien. Wohl jedes Kind erfreut sich am Malen, Basteln, Werkeln und Bauen. Je mehr Freiräume ihm sowohl zeitlich als auch auf das Material bezogen zur Verfügung stehen, desto fantasievoller wird es seine kreativen Potenziale entfalten und sich selbst in der Gestaltung ausdrücken. Mit anderen Worten: Je weniger es durch vorgefertigte, schablonenhafte Vorlagen in eine Richtung gedrängt und eingeengt wird und sich im Zuge dessen möglicherweise als unfähig erlebt, weil es das Material nicht wie vorgesehen bearbeiten kann, desto schöpferisch unabhängiger kann es mit seiner je eigenen Darstellungsweise experimentieren – seine eigene Art zulassen, ausprobieren und entfalten.

Bezogen auf unser Anliegen, innerlich in Bewegung zu kommen, Resonanz zu erleben und sich seiner selbst bewusster zu werden, gilt es ebenso, den eigenen Spielraum für die kreative Selbstgestaltung offen zu halten und sich nicht durch selbstauferlegte Erwartungen einzuschränken; künstlerisches Tun also, in dem es um den Ausdrucks- und Gestaltungsprozess geht, nicht um die Herstellung eines besonderen Werks. Sich auf einen Prozess einzulassen, der noch Unbewusstes in ein Bild oder eine künstlerische Gestalt überführt und über dieses Gestaltgewordene nachfolgend zu reflektieren und die emotionale Erkenntnis zur Sprache zu bringen, ist ein transformierendes Geschehen und geht mit psychischem Wachstum einher. Es ist bspw. mit der Bildschöpfung etwas Neues entstanden, gewissermaßen ein Gegenüber, auf das sich die malende Person beziehen kann – mit dem sie sich nun auseinandersetzen und aus verschiedenen Perspektiven betrachten kann, um zu entziffern oder zu erhellen, was sich in der freien, schöpferischen Tätigkeit ausgedrückt hat. Da wahrscheinlich alle Leserinnen und Leser als Kinder Erfahrungen mit dem Malen gemacht haben, eignet sich dies besonders, um es wieder aufzugreifen und in Kontakt mit dem eigenen kreativen Spiel zu gehen:

Haben Sie spontan Erinnerungen an Dinge, die Sie als Kind gern und viel gemalt haben oder in welcher Art Sie die Farbe am liebsten zu Papier gebracht haben? Dann könnten Sie dort wieder ansetzen und beginnen, diese Erinnerungen erneut zu gestalten. Vielleicht stellen Sie mit Erstaunen fest, dass Blumen, Autos, Häuser, Bäume oder Menschen spontan noch immer ganz ähnlich von Ihnen gemalt werden, wie Sie es als Kind taten? Es könnte auch sein, dass Sie sich plötzlich an freudige, enttäuschende, beschämende oder Stolz auslösende Szenen von damals erinnern, die mit den Bildern assoziiert sind? Oder Sie erinnern sich, wen Sie als Kind mit Ihren Werken beschenkt oder für welche Zwecke Sie die von Ihnen erschaffene Kunst verwendet haben? Nun wieder in Kontakt mit der Aktivität können Sie sich treiben lassen und die Gestaltung verändern, sich mit Formen und Farben spielend ausprobieren und die Veränderung bestaunen. So, auf recht unterhaltsame Weise von der Muse wachgeküsst, können Sie gut zum freien Malen übergehen. Dabei geht es darum, los- und zuzulassen, was entsteht, ohne es vorab festlegen zu wollen, kreativen Impulsen und Energien also Raum zu geben, sich auszugestalten, obwohl anfangs noch gar nicht klar ist, was zur Sprache kommen will.

Wenn Sie Lust haben, können Sie sich vorab einige Fragen stellen, die die Auswahl Ihres Malmittels betreffen und damit auch mit Ihnen selbst in Zusammenhang stehen: Welches Material entspricht heute Ihrer Vorliebe? Sind es bspw. eher Stifte, Kreiden, leichte Wasserfarben oder eher festere Ölfarben, mit denen Sie sich ausdrücken möchten? Wenn Sie sich (vorerst) für ein Malmaterial entschieden haben, legen Sie spontan los, lassen sich neugierig ein und dem Ausdruck Ihrer Stimmung freien Lauf. Tauchen Sie ein, experimentieren Sie und lassen Sie die Ihnen eigene Darstellungsweise auftauchen. Vielleicht stellen Sie fest, dass Sie von einigen Farbtönen angezogen sind, gegenüber anderen spüren Sie möglicherweise eine Abneigung, sie auf Ihr Papier zu lassen. Erdenklich ist auch, dass es anfangs oder für längere Zeit überhaupt nur eine Farbe auf das Blatt schafft. Dann gestehen Sie sich zu, diese immer wieder zu nutzen. Irgendwann möchte sich vielleicht eine andere dazugesellen. Es könnten ebenso ganz viele Farben von Ihnen genutzt werden wollen, die sich im Laufe einer Bilderserie allmählich abbauen. Experimentieren Sie einfach und nehmen sich die Freiheit, die Ihnen eigene Darstellungsweise ans Licht kommen zu lassen. Der vitale, fantasievolle Prozess entfaltet seine Wirkung von innen heraus. Zusätzlich können Sie später, wenn Sie das Bild betrachten, mit einigen selbstreflexiven Fragen in einen inneren Dialog treten und mehr über sich selbst herausfinden:

- Mögen Sie eher hellere Farben oder die des dunkleren Spektrums?
- Haben Sie eine Vorliebe für warme oder kühle, satte oder sanfte Farbtöne?
- Auch im Bereich der Formen mögen Sie bestimmte Neigungen feststellen – so sind es vielleicht klare, eckige, spitze, scharfe oder eher runde, geschwungene, harmonische Konturen, die Sie bevorzugen. Was mag das mit Ihnen zu tun haben?
- Wie haben Sie sich während des Gestaltens gefühlt? In welcher Stimmung sind Sie jetzt?
- Erkennen Sie eine Botschaft des Bildes?

Über Farben und Formen drücken sich Emotionen aus, die anders eventuell noch nicht mitteilbar sind. Schauen wir uns einige Beispiele an, die verdeutlichen sollen, wie die zur Gestaltung drängenden Einfälle – die aus dem Unbewussten wirkenden Gestaltungsprozesse – den inneren Dialog und die Persönlichkeitsentwicklung anregen können: Stellen wir uns einen Menschen in sehr düsterer Stimmung vor. Seine aktuelle Verfassung verlangt ausschließlich nach schwarzer Farbe. Über eine ganze Bildserie malt er das *Schwarz* gewissermaßen aus sich heraus, bis irgendwann, wenn es für ihn die rechte Zeit ist, etwas in ihm nach einem kleinen roten Farbtupfer drängt, der sich sodann zaghaft ins Bild schleicht. Eine andere Person malt ausgiebig gelbe Bilder, bis plötzlich und entschlossen ein kräftiges Violett in ihrem Bild auftaucht – zwei gegenüberliegende Töne des Farbkreises sind nun gleichzeitig vorhanden. Vielleicht spürt ein weiterer Mensch das Verlangen, den letzten noch unbemalten Winkel eines Blatts voller spitzer Pfeile mit einem Kreis zu vervollständigen.

Eine zur äußersten Entfaltung gekommene Kraft entfesselt eine Gegenkraft. Heraklit nannte dieses, dem lebendigen Sein innewohnende Prinzip der sich regulierenden Gegensätze *Enantiodromie* (Jung, 1974). Die Selbstregulierungsprozesse des Malenden haben für Ausgleich, Stimmigkeit oder Ganzheit gesorgt. Da mittels Farben und Formen Gefühle zum Ausdruck kommen, könnte es bedeuten, dass sich die gestaltende Person im schöpferischen Prozess darauf zubewegt hat, gegensätzliche Gefühle, *ambivalente Emotionen* gleichzeitig tolerieren zu können, also innere Gegensätze besser aushalten zu können. Anders ausgedrückt hat sich die Einstellung der malenden Person ein Stück weit von einer vormals eher spaltenden Entweder-oder-Denkweise hin zu einer integrierenden Sowohl-als-Auch Sichtweise zu entwickeln begonnen. Der aktive Gestaltprozess wirkt so im Inneren gleichzeitig ausgleichend wie anregend. Der schöpferische Vorgang mobilisiert Entwicklungsvorgänge und Selbstheilungskräfte, ebenso vielleicht auch freudige Gefühle, in einer selbstverbundenen Tätigkeit aufgegangen, ganz bei sich gewesen zu sein, und Befriedigung, etwas geschaffen und sich als wirksam erfahren zu haben (vgl. Riedel, 1992).

Resonanzprozesse in der Kunstbetrachtung

> »Ein Bild lebt in Gemeinschaft, indem es sich in den Augen des einfühlsamen Betrachters entfaltet und dadurch in ihm auflebt.«
>
> *Mark Rothko*

Sich auf ein Kunstwerk einzulassen und in seinen Bann ziehen zu lassen, kann – neben dem ästhetischen Wohlgefallen – Türen zu eigenen inneren Räumen öffnen und dazu anregen, in sich selbst neue Perspektiven zu entdecken. Kunstbetrachtung, verstanden als ein interaktives Geschehen, ist eine Begegnung, die zu einem Dialog mit sich selbst und auch dem Kunstwerk auffordert. So schaut nicht nur die betrachtende Person auf das Werk, sie wird ebenso vom Bild im Sinne eines Spiegels betrachtet. Ein Beispiel ist Leonardo da Vincis Porträt der *Mona Lisa*, die den Eindruck erweckt, den Betrachtenden mit ihrem Blick zu folgen; eine Wirkung, die auch als der sogenannte *Mona-Lisa-Effekt* bekannt ist. Wie Porträtabbildungen, die durch ihren mal fragenden, mal suchenden, herausfordernden oder bestätigenden Ausdruck die Anziehungskraft besitzen, sich mit ihnen auseinandersetzen zu wollen, wohnt auch anderen Darstellungen und Kunstwerken – je nach eigener Ansprechbarkeit – ein Aufforderungscharakter inne. So können sichtbar gemachte Stimmungen eines Werks eigene Gefühle auslösen, Erinnerungen wecken, Fantasien und Entwicklungsideen anstoßen. Vielleicht öffnet ein Detail in der Bildkomposition den Blick für neue Aspekte eigener Lebensthemen. Vielleicht löst ein Wechsel der Betrachtungsperspektive einer Skulptur einen Moment des Staunens aus oder regt dazu an, ein persönliches Problem mal aus einer neuen Blickrichtung zu erhellen zu. Auch Fremdheit, Mehrdeutigkeit, Unverständnis oder das Gefühl, abgestoßen zu sein, insgesamt also eher verstörende, aufwühlende eigene Reaktionen, können recht kraftvoll zur Selbstreflexion auffordern. Von Gefühlen der Begeisterung, Anziehung oder Identifizierung mit der empfundenen Energie eines Werks angeregt, entfaltet sich vielleicht eine vitale Kraft im Inneren, eigene Themen schwungvoll anzugehen.

Literatur: Von Worten berührt

> »Es tut wohl, den eignen Kummer von einem andren Menschen formulieren zu lassen. Formulierung ist heilsam. Es ist zudem bekömmlich zu erfahren, daß es anderen nicht anders und nicht besser geht als uns selber. Es beruhigt aber auch zuweilen, das gerade Gegenteil dessen, was man empfindet, nachzufühlen.«
>
> *Erich Kästner*

Ob herzerwärmende Geschichten, einfühlsame Erzählungen, ergreifendes Drama, tröstende Worte, verzaubernde Welten oder widersprüchliche Charaktere, Sprache, schöne sowie verstörende Worte berühren uns, haben die magische Kraft, uns emotional in Bewegung zu bringen und unsere Vorstellungswelt zu beflügeln. Lesend in erfundene Welten einzutauchen, bahnt vielleicht auch im eigenen Inneren Zugang zu bislang ungeahnten Möglichkeiten oder Persönlichkeitsanteilen. Wachrufende Worte lassen vor unserem inneren Auge Bilder und Filme entstehen und wecken vielfältige Assoziationen und stimulieren körperliche Erfahrungen. Die Zusammenhänge zwischen Worten, Bildern und innerem Erleben haben wir im Kapitel über das Embodiment bereits erfahren. Es verwundert demnach nicht, dass in neurowissenschaftlichen Untersuchungen mithilfe bildgebender Verfahren festgestellt wurde, dass Lesende von Texten, die Geschmacksmetaphern wie *süß* enthielten, emotional stärker berührt waren und mit einer intensiveren Aktivierung verschiedenster Gehirnareale reagierten, als Personen der Vergleichsgruppe, die Texte gleicher Aussage in nicht sinnbildlicher Sprache wie *der Geschmack von Zucker* erhielten (Citron & Goldberg, 2014). Vertiefen wir uns beim Lesen in die Beschreibungen der Seelenzustände, Erfahrungen und Sichtweisen der Romanfiguren und entdecken eigene bekannte Aspekte, Probleme oder Stimmungen, fördert diese Spiegelung trotz Individualität im je eigenen Erleben das Gefühl von Verbundenheit, des Eingebettetseins in allgemein menschliche Phänomene und damit auch des Sich-verstanden-Fühlens. Möglich auch, dass sich Gefühle von Einsicht und Akzeptanz in das Wesen der menschlichen Existenz einstellen.

Trotz dieses eher beruhigenden Effekts, bestimmte Probleme als eben dem menschlichen Dasein zugehörige Erscheinungen zu erfahren, kann sich eine erwartungs- und hoffnungsvolle Spannung einstellen, auf welche Weise Problemlösungen in der sich entfaltenden Erzählung gefunden werden. Je mehr Ähnlichkeit eine Geschichte mit unserer aktuellen Lebenssituation aufweist, desto stärker werden wir mit dieser in Resonanz gehen und in einer inneren Simulation die eigene Thematik durchspielen. Die Intensität der ästhetischen Wirkung wird außerdem durch eine identifikationsfördernde Ich-Perspektive der Erzählweise verstärkt (Martínez & Scheffel, 2009). Neben der Ich-Perspektive erleichtert es der lesenden Person, sich gefühlsmäßig-intuitiv in die erzählende Figur hineinzuversetzen und deren bedeutsame Eigenschaften im eigenen Ich zu verinnerlichen, wenn die Begeisterung für bestimmte Wesenszüge hoch und die Tendenz zur Solidarisierung stark sind. Ein Vorgang, der auch als *Internalisierung* bezeichnet wird. Je nach Entwicklungsstand des Menschen sind Internalisierungsprozesse der Inkorporation, Introjektion und Identifikation – allesamt Vorgänge, in denen die Repräsentanz eines äußeres Objekt in die eigene Psyche hineingenommen wird – von Beginn des Lebens an wichtige Vorgänge für den Aufbau und die Entwicklung unserer Ich-Strukturen. Die psychischen Geschehen der Identifikation beschreiben die PsychologInnen (Kreitler & Kreitler, 1980, S. 42) als »Prozesse, durch die man zeitweilig derart zum Widerhall und Verhalten auf äußerliche Objekte und

Geschehnisse gebracht wird, als ob ihre Dynamik, ihre Motive und Erlebnisse in uns geschehen, jedoch ohne dabei den wohlabgesteckten Sinn der Selbstidentität zu verlieren«. Das eigene Identitäts- und Realitätsbewusstsein bleibt also bestehen, während sich im Ich des lesenden Menschen *mentale Repräsentanzen* des Verinnerlichten etablieren; Vorstellungen, die den bisherigen Spielraum des eigenen Denkens erweitern und Möglichkeiten und Perspektiven aufzeigen können, die bis dahin zu erwägen unmöglich waren. So können Identifikationsprozesse verborgene Bereiche des eigenen Gefühlslebens und der Gedanken in Bewegung bringen – etwas im eigenen Inneren Schlummerndes sich den Weg ans Licht bahnen – oder inspirieren, den Umgang mit eigenen problematischen Lebensthemen um neue Aspekte zu erweitern.

Unabhängig von Vorgängen der Anverwandlung kann auch eine kritische Auseinandersetzung mit Charakteren oder Szenen der Lektüre neue Perspektiven oder eigene Widersprüche ins Bewusstsein rufen, wenn Lesende zunächst verstörende oder abwehrende Reaktionen auf Andersartigkeit im Zwiegespräch mit sich selbst weiter ergründen. Aufgerüttelt von der Konfrontation mit der Fremdheit zeigen sich womöglich eigene Wünsche nach Veränderung, die ängstigen, weil sie den bisherigen Lebensstil partiell infrage stellen; vielleicht neue eigene Möglichkeitsräume durch die Hinzunahme anderer Blickrichtungen oder das Erkennen von Vieldeutigkeit in der Lektüre. Möglich ist auch, dass sich die *Ambiguitätstoleranz* – die Fähigkeit zum Aushalten von Widersprüchen – verbessert, wenn in der Selbstreflexion sowohl zustimmende als auch ablehnende Gefühle auf das Gelesene gespürt und toleriert werden können.

Laut einer Studie der Wissenschaftler Kidd und Castano aus dem Jahr 2013 verbessere das Lesen anspruchsvoller literarischer Werke die Fähigkeit, die Perspektive der Protagonisten einzunehmen, ihre Gefühle, Bedürfnisse, Absichten, Erwartungen und Meinungen also nachempfinden zu können, was wir als *Mentalisierungsfähigkeit* bereits kennengelernt haben. Ursächlich dafür scheint, dass anspruchsvolle literarische Texte den Lesenden eine aktive Haltung abverlangen, um sich in die vielschichtigen, wenig stereotypen, widersprüchlichen oder unvollständigen Beschreibungen der Charaktere hineinzuversetzen. Je komplexer die Figuren und ihre Beziehungen miteinander beschrieben werden und umso mehr Auslassungen es trotz dessen gibt, desto weniger kann die Leserschaft passiv konsumieren. Alternativ ist sie aufgefordert, unterschiedliche oder mehrere Blickwinkel einzunehmen, Lücken zu schließen, Bedeutungen zu generieren und den Raum zwischen Verstehen und Noch-nicht-Verstehen auszuhalten: insgesamt also ein gefahrloses Übungsfeld, um sich spielerisch und fantasievoll in die Komplexität der menschlichen Persönlichkeiten einzufühlen – und dies unter Bedingungen, die in Bezug auf Intensität und Dauer selbstbestimmt sind, da es immer die Möglichkeit gibt, sich durch Unterbrechung oder Überspringen zu distanzieren, oder im Gegenteil, sich zu vertiefen oder im erneuten Lesen einer Passage auf eine andere Sichtweise einzulassen und zu überlegen: Was würde ich tun? Wie würde ich mich fühlen? Welche Reaktionen spüre ich jetzt im Moment auf das Gelesene? Warum? Welche Erinnerungen oder Assoziationen werden in mir geweckt?

Zweifelsohne berühren uns ebenso Texte, die keinen solch aktiven Part erfordern und von denen wir uns angesprochen fühlen, ohne dass es einer Erklärung bedarf; Lektüren also, die wohltuende Effekte auf uns haben, weil sie uns Schutz, Zuflucht, Trost oder Entspannung schenken und so einen Rückzugsort schaffen. Nur für sich sein, anderswo sein und sich im Flow treiben zu lassen, hilft uns, zu regenerieren und Kraft zu schöpfen.

Bewegung: Lebendigkeit und Psychotonus

> »Das Leben ist wie Fahrrad fahren, um die Balance zu halten, musst du in Bewegung bleiben.«
>
> *Albert Einstein*

Die gewiss wirksamste Art und Weise, die Verbundenheit zum vitalen Selbst wieder zu erwecken und den spürenden Kontakt zu sich selbst wieder zu fördern, ist Bewegung. Im Verlauf des Buchs haben wir bereits verschiedenste Aspekte kennengelernt, wie sich aus Bewegungs- und Wahrnehmungserfahrungen unser Körpergefühl und Körperbewusstsein entwickelt und welche Bedeutung Bewegung im emotionalen Erleben hat. Erinnern wir uns zum Beispiel an die sensomotorische Integration, an das Vermögen unserer Gehirne, über verschiedene Sinne wahrgenommene Informationen zu verarbeiten und zu verknüpfen, sodass wir einen Gesamteindruck erhalten, der uns situationsangepasstes Verhalten ermöglicht. Jeder dieser Vorgänge beginnt mit einer Reizaufnahme durch die Außen- oder Innensinne. Dies ist die Basis, auf der viele, eher alle weitere Kompetenzen aufbauen, wie:

- Halte-, Stell-, Gleichgewichtsreaktion
- Einstellung des situationsadäquaten Muskeltonus und damit die Fähigkeit, sich entgegen der Schwerkraft aufzurichten
- Grobmotorik: Hand-, Finger-, Mundmotorik
- Feinmotorik
- Körperschema
- Kreuzung der Mittellinie
- Lateralität
- Ohr-Hand-/Auge-Hand-Koordination
- Bewegungsplanung
- Form-, Raumwahrnehmung
- Räumliche Lage, allgemeine Orientierung

All diese Komponenten benötigen wir nicht nur für Fertigkeiten wie Bewegungskoordination, Balance, Beweglichkeit, Krafteinsatz, Ausdauer, Schnelligkeit, Reaktion und Flexibilität, sondern ebenso für Sprache, kognitive Leistungen, Handlungsplanung, Aufmerksamkeit, Sozialverhalten und abstraktes Denken. Auch für die Ausbildung psychischer Funktionen sind die sensomotorischen Fähigkeiten unerlässlich. Kurzgesagt bilden diese das Fundament für ein gutes Körpergefühl, Vertrauen in sich selbst und in unser Sein-in-der-Welt.

Kinder, die frei spielen können, trainieren all die aufgeführten Fertigkeiten aus sich heraus in vielfältiger Weise. Sie matschen, werkeln, hämmern, sägen, balancieren, hopsen, laufen rückwärts, machen Klatschspiele und Hampelmänner, klettern, springen, fahren Rad, schwimmen, planschen, springen Seil, spielen Eierlaufen und vieles andere mehr. Eigentlich arbeiten sie permanent, intensiv und ganz nebenbei am Aufbau von Ordnung und Struktur ihres Gehirns, indem sie diesem unendlich viele Anreize geben, um Verbindungen zu erstellen. Ebenso wie Kinder, brauchen auch Erwachsene Reize, die ihre Sinne anregen, damit diese nicht verkümmern und erworbene Fähigkeiten zunichte machen – denken wir an das Prinzip jedes Organismus, Strukturen für Funktionen, die nicht benötigt werden, abzubauen: körperliche Anregung – dabei geht es uns hier nicht um athletische Meisterleistungen –, die (wieder) Bewegung ins Leben bringt, die ganz von selbst Freude und Befriedigung mit sich bringt und nebenbei all die essenziellen Funktionen erhält.

Dass Sport und Bewegung für unsere Gesundheit unerlässlich sind, ist keine Neuigkeit, ebenso dass Bewegung von Beginn des Lebens an für uns Menschen freudig ist. Ein Baby, dass gerade in *Spiellaune* ist, strampelt vor

Freude und Aufregung mit Ärmchen und Beinchen, wenn Mutter oder Vater sich über das Kind beugen und mit ihm sprechen, spaßen oder ein Glöckchen oder Ähnliches vor ihm schwenken. Vielleicht haben Sie das (Bei)Spiel zum Körperausdruck in depressiver und freudiger Stimmung selbst ausprobiert und gespürt, dass freudige Stimmungen mit einem sehr viel dynamischeren, schwungvolleren Bewegungsmuster einhergehen als bedrückende – *niederdrückende* – Emotionen. Ein Mensch, der sich schämt, möchte im Erdboden versinken und unsichtbar sein – er macht sich so klein und regungslos wie möglich; fühlt jemand große Schuld, drückt eine schwere Last ihn nieder; Menschen in trauriger Stimmung sinken in sich zusammen, ihr Gang ist verlangsamt, die Schrittlänge klein, die Schwingung der Arme und die Kopfbewegungen sind reduziert; Furcht versteift die Muskulatur und der Körper wird rigide und starr, einer Isolierung gegen äußere und innere Reize gleichkommend; ausgeprägte depressive Stimmungen gehen häufig mit einer allgemeinen *psychomotorischen Hemmung* (Möller et al., 2009) einher, wenn auch ein konträres Muster der körperlichen Unruhe – der *Agitiertheit* – möglich ist. Dieser pathologisch gesteigerte, unproduktive Bewegungsdrang zeigt sich in fahrigen und ziellosen motorischen Aktivitäten, wie hektischem Hin- und Herlaufen, Zappeln oder Zippeln an Gegenständen – demnach nichts, was wir hier als angenehme Bewegtheit im Sinne eines bewegten Lebens fördern wollen. Erhält ein Mensch eine schockierende Nachricht, die seine Verarbeitungsmöglichkeiten überfordert, kann es sein, dass dies mit einem zeitweiligen Verlust seines Körperschemas einhergeht – die Lage-, Stell- und Gleichgewichtsreaktionen und der Muskeltonus können nicht mehr aufrechterhalten werden und der Mensch bricht zusammen. Im Extremfall einer Ohnmacht kommt es zu einer Lähmung der gesamten Motorik.

Gehobene Emotionen der Freude oder Fröhlichkeit, von gutem Selbstwert, Stolz, Zuversicht, Inspiration, Hoffnung, Glück, Wohlbefinden oder Interesse hingegen beschwingen uns Menschen – wir gehen aufrecht durch die Welt, die Kopf-, Wirbelsäulen-, Schulter- und Hüftgelenke können dann in ihrem gesamten Bewegungsspektrum genutzt werden – wir fühlen uns leicht, voller Energie und dazu angeregt, uns in die Höhe zu bewegen, zu springen, zu rennen oder zu tanzen. Wir nutzen die Weite des uns umgebenden Raums und haben Lust, uns auf andere Menschen zuzubewegen, uns zu verbinden. Kurzum: Der Elan des Vitalitätsschubs möchte sich ausdehnen und die Schwerkraft überwinden (vgl. Schmitz, 2009). – Jede Bewegungserfahrung ist immer unmittelbar, innerlich und äußerlich zugleich, also eine sehr direkte Erfahrung der eigenen Person. Je besser die Kondition – die sich aus Kraft, Schnelligkeit, Ausdauer und Beweglichkeit ergibt – und die koordinativen Fähigkeiten sowie die Bewegungsfertigkeiten ausgebildet sind, desto höher ist die körperliche Leistungsfähigkeit. Diese wiederum hat erheblichen positiven Einfluss auf das Zutrauen in die eigene Wirksamkeit. Fühlt sich ein Mensch leistungsfähig und wirksam – hat er also Vertrauen in den eigenen Körper –, kann sich auch eine Wirklust entfalten, die eigene Kraft und Energie spüren und einsetzen zu wollen. Körperliche Lebendigkeit schafft hier auch psychisches Wohlbefinden – einen guten *Psychotonus*.

Körpertonus und Psychotonus

Psychotonus und Körpertonus – der Spannungszustand der Muskulatur – beeinflussen sich immer wechselseitig, wie die vorab beschriebenen Beispiele als Wiederholung der Erläuterung des Embodiments verdeutlichen. Ist der Körper- oder Muskeltonus in angemessener Grundspannung, erlaubt uns dieser dynamische Bewegungen und spontane Anpassungsreaktionen an sich verändernde Einflüsse in jede beliebige Richtung und eine fein dosierte Steigerung oder Minderung der Spannung (Strehle, 1954). Diese zwischen Menschen unterschiedliche, individuelle Grundspannung ermöglicht flexibel in beide Richtungen – bezogen sowohl auf An- und Entspannung als auch auf die Spannweite der möglichen Körper- und Gelenkbewegungen –, optimal an die Situation angepasst zu schwingen. Der Muskeltonus kann sich dann bei Freude und Engagement steigern, in Stress und Aufregung stark ansteigen, aber in Entspannung und Schlaf auch wieder vertiefen. Bleibt allerdings dauerhaft entweder ein starrer, rigider und hoher oder ein sehr tiefer, schlaffer Spannungszustand erhalten, wird der Mensch unflexibel und die antizipatorische Anpassung wird unmöglich. Je weiter unser Tonus *schwingen* kann, desto lebendiger fühlen wir uns!

Unser Muskeltonus an sich ist also unterschiedlich und stellt sich im guten Fall angemessen auf die jeweilige Situation ein (vgl. Schäfer & Alexander, 2012). Wahrscheinlich haben Sie es schon einmal erlebt: Sie wollten eine große Kiste oder Ähnliches, von der Sie annahmen, dass sie mit schweren Dingen gefüllt sei, anheben. Entgegen der Vorannahme war die Kiste jedoch leer und federleicht. Durch den Ruck beim Hochheben stieß die

Kiste gegen Ihr Schienbein, Sie verloren ein wenig das Gleichgewicht und taumelten nach hinten. Ihr Körpertonus hatte sich auf das Erwartete abgestimmt und falsch eingestellt. Würde ebendies häufig passieren, hätte dies nicht allzu rosige Auswirkungen auf das Vertrauen in den eigenen Körper und seine Fertigkeiten. Sind Sie hingegen in großer Vorfreude, einen geliebten Menschen wiederzusehen – ist also der Psychotonus angenehm angeregt –, erhöht sich Ihr Muskeltonus und lässt den Körper leicht erscheinen, sodass Sie die vielen Treppenstufen zu Ihrer Verabredung nahezu mühelos hinaufeilen können.

Wirkmechanismen der Tonusregulierung

Der aus dem Zusammenspiel von vegetativen, motorischen und sensiblen Anteilen des Nervensystems entstehende Körpertonus bildet gemeinsam mit dem Psychotonus – dem psychischen Spannungszustand – den allgemeinen Tonus des jeweiligen Menschen. An anderer Stelle haben wir dies als Grundgefühl des Erlebens oder der gewohnheitsmäßigen Gestimmtheit eines Menschen bereits kennengelernt. Besonderen Anteil an der Steuerung des Tonus hat ein netzartiges Nervengeflecht, was den Hirnstamm bis zum Rückenmark durchzieht – die *Formatio reticularis*. Dieses Netzwerk ist die Integrationszentrale für Informationen unseres zentralen Nervensystems und der Körperperipherie, es empfängt und verarbeitet demnach sensorische Informationen aus dem Körper und vielen Gehirnbereichen, wie dem Kleinhirn, Hypothalamus, Limbischen System, präfrontalen Kortex und den motorischen Kerngebieten des Hirnstamms und Rückenmarks. Die Formatio reticularis hat fundamentalen Anteil an der Regulation lebenswichtiger Funktionen, wie der Atmung, Herzfrequenz, dem Blutdruck, Schlaf-Wach-Zyklus, Schmerzempfinden, des Bewusstseins, der Aufrechterhaltung des Tonus und der Regulation der Muskelspannung und Aufmerksamkeit. Neben der Regulation der aufrechten Körperhaltung und Koordination von Bewegungen reagiert sie auf emotionale Reize mit Aktivierung oder Hemmung der Skelettmuskulatur und kann auch ihrerseits in Reaktion auf eintreffende Reize die Stimmung beeinflussen (Rheinländer, 2023). Die komplexe Netzwerkstruktur der Formatio reticularis integriert und reagiert also auf Informationen innerer und äußerer Umstände. Daher kann durch Entspannungstechniken, Atemübungen und Bewegungen regulierend und beruhigend auf sie Einfluss genommen werden.

Praxis der Selbstwahrnehmung in Bewegung: Im Liegen

> »Bewusstheit durch Bewegung führt zur Selbsterkenntnis und zur Entdeckung bislang ungeahnter Möglichkeiten in uns selbst.«
>
> *Moshé Feldenkrais*

Da das Atemzentrum und die Formatio reticularis sehr eng miteinander verbundene Strukturen sind, bietet es sich immer an, die Aufmerksamkeit eine gewisse Zeit auf die Atmung zu lenken und mittels vagaler Bremse zu beruhigen, ehe mit den spürenden Übungen der körperlichen Eigenwahrnehmung begonnen wird und – nun auf Bewegung bezogen – der aktuelle Spannungszustand der Muskulatur als auch die Lage und Bewegung der einzelnen Körperteile erforscht wird. Sie können im Liegen beginnen, wie Sie es in der Grundübung zur verkörperten Selbstwahrnehmung bereits kennengelernt haben. Eine liegende Stellung unterstützt die reflektorische Entspannung der Skelettmuskulatur durch die gleichmäßige und großflächige taktile Stimulation (Berührung) der Haut mit der Auflagefläche. Sicher vom Boden gehalten und größtenteils von den Wirkungen der Schwerkraft entlastet, muss kaum Kraft aufgewendet werden, der allgemeine Tonus beruhigt und vertieft sich und das Loslassen gelingt müheloser. Die im Stehen über die Propriozeptoren der Füße ausgelösten Impulse zur Aufrichtung fallen weg. Außerdem sind keine koordinativen Aktivitäten vonnöten und das vestibuläre System oder Gleichgewichtssystem kann ein wenig ausruhen.

Nachdem Sie durch einige bewusste Atemzüge für eine gewisse Entspannung gesorgt haben, sind Sie bereit, die Aufmerksamkeit auf Ihren Körper zu lenken, ihn bewusst zu erspüren und das Körperbewusstsein mehr und mehr zu intensivieren. Versuchen Sie, Antworten auf die folgenden Fragen wahrzunehmen:

- Wie und wo spüre ich den Kontakt zum Boden? Wie fühlt sich der Auflagedruck an?
- Liege ich gleichmäßig? Gibt es Unterschiede zwischen rechter und linker Körperhälfte?
- Kann ich z. B. die Schultern noch etwas mehr loslassen und in Richtung Boden gleiten lassen?
- Was geschieht wenn ich den ganzen Körper fest anspanne und wieder löse?

- Kann ich die Auflagepunkte verändern und wie wirkt sich das auf die Spannung meiner Muskulatur aus?
- Ist es mir angenehmer, die Arme und Beine nah am Körper abzulegen oder mehr zu öffnen?
- Wie nehme ich die Bewegung meines Atems wahr, wenn ich entweder die Arme und Beine ganz nah am Rumpf ablege oder Arme und Beine mehr öffne?
- Wie fühlt es sich an, wenn ich beide Arme so weit wie möglich auf der Auflage in den Raum *verlängere*? Was geschieht mit meinen Schultern dabei? Setzt sich die Bewegung in meiner Wirbelsäule fort? Bis wohin läuft die Bewegung weiter, wenn ich die abgespreizten Arme wechselseitig aus der Schulter rausschiebe?
- Was bewegt sich alles, wenn ich die Arme in die Luft strecke, die Handflächen aneinander lege und die Arme nach rechts oder links drehe; nach oben und unten führe oder diagonal von links am Becken bis oben rechts ans Ohr bewege?
- Was hat es für Auswirkungen auf mein Becken, wenn ich wechselseitig ein Bein von mir wegschiebe?
- Wie empfinde ich die Temperatur meiner Füße/Hände?
- Wie spüre ich den Kontakt meiner rechten Hand auf der Unterlage? Wie den meiner linken?
- Wie fühlt sich die Bewegung meines Fußes an, wenn ich mit ihm rechtsherum oder linksherum kreise? Fühlt sich diese Bewegung harmonisch an oder stockt sie wie bei einem schlecht geölten Zahnrad?
- Kann ich den Kopf gleichmäßig von rechts und links drehen?
- Wie fühle ich mich im Moment?
- Wenn ich nun die Knie anziehe, die Füße aufstelle und die Knie zu einer Seite fallen lasse, wie spüre ich die Bewegung in meinem Becken und der Wirbelsäule? Verändert sich das Bewegungsausmaß und das Gefühl, wenn ich die Knie einige Male von rechts nach links bewege?
- Was verändert sich an meiner Drehung, wenn ich ein Bein über das andere schlage und die Bewegung wiederhole?
- Wenn ich mit aufgestellten Beinen im Wechsel das Kinn auf die Brust ziehe und entgegengesetzt nach oben bewege, wie wirkt sich das auf die Bewegung der Wirbelsäule, des Beckens und auf die Atmung aus?

Vielleicht sind Ihnen beim Lesen Gedanken gekommen wie »Ach, das kenne ich schon, ist unnötig auszuprobieren« oder Ähnliches. Erst einmal ist das natürlich prima, wenn es Ihnen vertraut vorkommt, Ihren Körper zu bewegen. Möglicherweise ist aber die Ausrichtung neu, sich selbst im augenblicklichen Bewegungs- und Lebensprozess zu beobachten – den Fokus also darauf zu richten, ein Gespür für Bewegungsabläufe, Spannungszustände und Zusammenhänge mit Stimmungen zu entwickeln oder zu vertiefen, anstatt repetitiv und mechanisch *Übungen zu absolvieren*. Durch regelmäßiges *spielerisches Experimentieren* wird sich Ihre Eigenwahrnehmung zunehmend vertiefen, sodass es Ihnen auch im Alltag immer häufiger bewusst wird, wenn sich irgendwo im Körper zu viel Spannung aufbaut, auf die Sie sodann regulierend Einfluss nehmen können.

Wenn Sie während einer *Bewegungserfahrung* das Gefühl haben, dass die Spannung in einem Körperteil oder insgesamt unangenehm hoch ist, können Sie die Muskulatur der Extremität oder des ganzen Körpers ein paar Mal ganz kräftig anspannen, wieder lösen und nachspüren, ob es sich dadurch verändert. Ist es ein spezieller Muskel, üben Sie mit einer Hand einen langsamen und festen Druck auf besonders empfindliche (Trigger-) Punkte aus und halten diesen Druck aufrecht, bis Sie eine Entspannung feststellen, oder Sie massieren den Muskelbauch mit einer ruhigen, kräftigen Knetbewegung, bis sich die Spannung löst oder der Schmerz allmählich nachlässt. Im Bauch unserer Skelettmuskeln liegen Muskelspindeln, die wiederum Propriozeptoren – in diesem Fall *Mechanorezeptoren* – enthalten, die den Dehnungszustand und die Anspannung des gesamten Muskels registrieren. Bedingt durch den Berührungsdruck der genannten Technik werden die Mechano- oder Druckrezeptoren aktiviert, was nachfolgend zu einer Hemmung der elektrischen Aktivität der Motoneurone im Rückenmark führt und mit einer Entspannung im Muskel einhergeht. – Ruhige und gleichmäßige Bewegungen und Berührungen wirken insgesamt tonusmindernd – ein Effekt, der auch bei der entspannenden Wirkung von klassischen Massage-Therapien zum Tragen kommt. In speziellen Sportmassagen hingegen, die direkt vor einer sportlichen Tätigkeit angewandt werden, wird durch zügige, dynamische Techniken der Tonus gesteigert, um schnellere Reaktionen, eine höhere Kontraktionskraft und eine insgesamt gesteigerte Leistungsfähigkeit zu erreichen. Dies können Sie sich zunutze machen, wenn Sie aktivierend auf Ihren Tonus einwirken möchten.

Folgen chronischer Muskelanspannung

»Alles Leben ist in Bewegung.«
Heraklit

Kommen wir noch einmal zurück zur hohen Muskelspannung, die zum Beispiel in einer chronischen Stressbelastung, verkrampften, statischen (Arbeits-)Haltung oder unterdrückten Bewegungsimpulsen trotz motorischer Aktivierung gründet. Chronische Muskelspannung ist ursächlich für eine Vielzahl von Schmerzzuständen. Wenn auch besonders mit fortschreitendem Lebensalter häufig Auffälligkeiten an knöchernen Strukturen mittels bildgebender Verfahren entdeckt werden, so sind sie nur selten der Auslöser von Schmerzen, denn diese gehen zumeist von den aktiven Strukturen, den Sehnen, Bändern, Skelettmuskeln und Faszien aus. Eine permanente Aktivierung der motorischen Einheiten führt zu einer dauerhaften Volumenzunahme in den Blutgefäßen und einer damit einhergehenden eingeschränkten Blutzirkulation, die eine verminderte Versorgung mit Sauerstoff und eine Ansammlung von Stoffwechselabbauprodukten bedingt. Dies wiederum reizt Chemorezeptoren, die sich häufig als brennende Schmerzen äußern. Die Mechanorezeptoren registrieren den starken Druck und melden, dass sie sich eingeengt fühlen. Außerdem ermüdet ein Muskel bei dauerhafter Anspannung, was sich wiederum als Schmerz zeigt. Auch die Schmerzrezeptoren angrenzender Strukturen feuern, wenn der angespannte Muskel bspw. auf umliegende Nerven drückt. Kommt nun noch die Angst hinzu, den schmerzenden Bereich zu bewegen, sendet das Gehirn zusätzlich anspannende Signale, um schützend die Bewegung zu verhindern. Allmählich beginnt sich die Struktur des Muskels zu verändern, die Muskelfasern verkürzen sich und die Beweglichkeit nimmt ab. Weitere Muskeln mit ähnlicher Funktion verkürzen sich ebenfalls. Die gegenüberliegenden Muskeln – die *Antagonisten* – mit ihrer entgegengesetzten Funktion verlängern sich und können ihre gewohnte Tätigkeit nicht mehr ausführen. Es kommt zu einer muskulären Dysbalance. Auch Sehnen, Faszien und Bänder verändern sich in ihrer Struktur. Das Zusammenspiel der motorischen Einheit verliert ihre harmonische und wechselseitige Arbeitsweise. Das Missverhältnis stört die Koordination, es ist keine fließende Bewegung mehr möglich. Da jede größere Bewegung in einer Muskelkette weiterläuft, schränkt sich die Möglichkeit komplexer Bewegungen ein.

Der hohe Anpressdruck, der über die verkürzte Muskulatur auf die beteiligten Gelenkflächen ausgeübt wird, verhindert den für die Ernährung des Gelenkknorpels notwendigen Wechsel von Druckbe- und -entlastung im Gelenk. Knorpelgewebe enthält keine Blut- und Lymphgefäße und wird ausschließlich über die Nährstoffe der ihn umgebenden Gelenkflüssigkeit ernährt. Durch den in der Entspannung wirkenden *Zug* saugt er sich voll und durch Druck auf den Knorpel werden die Abfallprodukte ausgepresst. Durch eine Arretierung dieses Prozesses in chronisch erhöhtem Anpressdruck können zwar kurzfristig Stoffwechselreste abgegeben, jedoch keine frischen Nährstoffe mehr aufgenommen werden. Dieser Wechsel – vergleichbar mit dem Prinzip einer Luftpumpe – ist an jedem Punkt des Knorpels nötig, um ihn gesund zu erhalten. Es ist demnach essenziell, alle Anteile eines Knorpels an diesem Geschehen teilhaben zu lassen – die Gelenke also in ihrem gesamten Bewegungsspiel zu nutzen. Geschieht dies nicht, kommt es zu arthrotischen Veränderungen und einer schrumpfenden Gelenkkapsel, frei nach dem bereits bekannten Motto des Organismus: Was nicht genutzt wird, kann abgebaut oder eingestellt werden. Dieser Pumpmechanismus kommt übrigens beim Schwingen oder Federn auf einem Trampolin optimal in Gang. Nebenbei wirkt dies sehr beruhigend auf unser Kleinhirn, weil diese *wiegende* Bewegung uns ja bereits vorgeburtlich Sicherheit und Geborgenheit vermittelte.

Neben den beschriebenen Veränderungen, gibt es noch einige weitere – wahrscheinlich ist die Bedeutung von temporärer Spannungsreduktion und Bewegung aber bereits ausreichend vorstellbar. Um Entwicklungen dieser Art zu verhindern, brauchen wir also: Entspannung, Dehnung, Bewegung und ein differenziertes Körperbewusstsein, um Veränderungen möglichst frühzeitig wahrnehmen und ausgleichen zu können!

Praxis der Selbstwahrnehmung in Bewegung: Aufrechte Haltung

Auch im Sitzen ist es günstig, erst einmal herauszufinden, welche Position es ermöglicht, die Bauchatmung auszuführen. Kreisen Sie mit dem Becken mal rechts-, mal linksherum und finden die für Sie angenehme Stellung des Beckens zwischen Kippung und Aufrichtung, in der Sie die Atemluft gut in den Bauch und die unteren Rippen leiten können. Sie finden diese Position, wenn Hüfte und Kniegelenke ca. 90 Grad gebeugt sind, beide Füße gleichmäßigen Bodenkontakt haben und Sie sich nun mit dem Rumpf über die Sitzbeinhöcker bauch- und rückwärts bewegen. Vielleicht empfinden Sie es auch als angenehm und stimmig, diese Beckenbewegung aufrecht zu halten, und beobachten dann, wie sich der Atemrhythmus mit der Bewegung verbindet.

- Wie wirkt sich diese leichte Pendelbewegung auf Ihre Wirbelsäule aus? Wie auf die Stellung des Kopfes?
- Verändert sich etwas in Ihren Fußgelenken?
- Verharren Sie eine Weile in der Beckenaufrichtung/-kippung – spüren Sie, wie sich dies auf den möglichen Bewegungsradius Ihrer Schultern und des Kopfes auswirkt?
- Wie ist es bei Drehung oder Seitneigung des Rumpfs und bei Augenbewegungen zu den Seiten und nach oben und unten?
- Hat die jeweilige Position Auswirkungen auf Ihre Stimmung und Energie?

Auch im Stand können Sie diesen Fragen spürend nachgehen und zusätzlich genauer beobachten, wie sich unterschiedliche Positionen Ihrer Fußgelenke auf einen sicheren Stand auswirken und wie Sie im Gehen mit dem umgebenden Raum umgehen, wie Ihre Arme schwingen und die Wirbelsäule rotiert. Im Stehen kommt bedingt durch das Gewicht des Körpers, das der Schwerkraft folgt, und dem durch Widerstand des Bodens erzeugten Gegendruck eine Kraft hinzu, die uns zur Aufrichtung drängt. Dieser reflektorische Impuls zur Aufrichtung wird von den Füßen bis zum Kopf weitergeleitet, wenn er nicht durch strukturelle oder funktionelle Störungen der Statik des Skeletts gehemmt wird.

Sie können das leicht nachvollziehen, wenn Sie sich an das Beispiel der bedrückten Körperhaltung aus dem Embodiment-Kapitel erinnern und nun erneut diese Haltung einnehmen. Also: Der Kopf hängt, der Rücken ist krumm, die Arme hängen vorn und die Knie sind ein bisschen gebeugt. Nun heben und senken Sie ein paarmal gemeinsam oder wechselseitig die Fersen und schauen, was passiert. Höchstwahrscheinlich spüren Sie wenig, zumindest keinen Impuls, sich aufzurichten oder voller Energie abzudrücken und loszulaufen. Es entsteht keine Kraft, die Bewegung wird nicht durch den Körper weitergeleitet, sondern verpufft stattdessen. – Bitte nehmen Sie nun zum Vergleich eine aufgerichtete Körperhaltung ein und testen, wie es sich für Sie anfühlt, wenn Sie die Fersen heben, etwas federn oder auf der Stelle laufen. Vermutlich fühlen Sie mehr Vitalität und Lust, sich in Bewegung zu setzen, oder haben das Gefühl von mehr Leichtigkeit und Flexibilität. Wenn wir uns mit diesen

Kräften bewegen, erfordert es uns erheblich weniger Anstrengung ab, als wenn wir passiv *in den Seilen hängen*, wir haben Stabilität und sind in einem flexiblen Gleichgewicht – können Kopf, Arme und Wirbelsäule frei bewegen, uns recken und strecken, ohne aus der Balance zu geraten. Sicherheit im eigenen Körper zu spüren bedeutet, auch Vertrauen in den Körper und somit mit sich selbst zu erleben. Die Selbsterfahrung der eigenen Körperbewegungen bietet viel Anregung, ihre Bedeutungen in der Selbstreflexion für sich zu erschließen:

- ➢ Was drückt sich in der habituellen Art meiner Bewegungen aus?
- ➢ Ist das deckungsgleich mit meinen Gefühlen?
- ➢ Was, wo und wie halte ich etwas fest? Was halte ich fern? Wovor schützt mich das?
- ➢ Wo sind meine Grenzen? Achte ich sie vor mir und anderen?
- ➢ Wie viel Raum nehme ich mir in meinen Bewegungen? Wie viel Bewegung traue ich mir zu?
- ➢ Sind diese harmonisch oder stockend?
- ➢ Wie aufrecht gehe ich durch mein Leben? Was drückt mich nieder?
- ➢ Wie ist mein eigener Rhythmus, mein Antrieb?
- ➢ Wie stabil stehe ich? Bin ich im Gleichgewicht? Wie flexibel kann ich etwas ausbalancieren?
- ➢ Kann ich die Arme öffnen und etwas/jemanden hineinnehmen oder müssen die Arme verschlossen sein, um mich zu schützen.
- ➢ Wie kraftvoll kann ich zufassen? Was lähmt meine Kraft? Wo verschwende ich sie? Was hält mich zurück, sie einzusetzen?
- ➢ Wie gehe ich mit Druck um? Wie mit Widerstand?
- ➢ Bin ich in bestimmte Bewegungsrichtungen eingeschränkt, z. B. nach hinten rotiert, und kann daher nicht sicher vorwärts?
- ➢ Was bremst meine Geschwindigkeit, was gibt mir Energie? Wo bin ich schnell/langsam?
- ➢ Wie steht es um meine Ausdauer, Motivation?
- ➢ Wie sind meine eigenen Erwartungen? Lasse ich mir Zeit, um abzuwarten, was entsteht? Möchte ich unmittelbar Resultate und Veränderungen? Wie gehe ich mit mir und anderen um, wenn mich etwas frustriert?
- ➢ Bin ich bereit, neue Erlebensweisen auszuprobieren, Neues in mein Leben zu lassen?
- ➢ Wie geht es mir bei dieser Selbstwahrnehmung? Kann ich es genießen, mich zu entspannen, oder fühle ich mich unruhig und bin eher *auf dem Sprung*?
- ➢ Wann fühle ich mich lebendig?

Eine Vernetzungen fördernde und fokussierte Wahrnehmung von Körpergefühlen, Körperhaltung und Bewegungen des Körpers bewirkt eine Zunahme des Körperbewusstseins – einer gefühlten und authentischen vertieften Beziehung mit sich selbst – und führt, unterstützt durch Selbstbesinnung, zu einem Zuwachs an Bewusstsein für die eigene Persönlichkeit und damit zu einem verbesserten Selbstgefühl und zu gesteigerter Lebensenergie.

8 Freude

»Wenn ich einen grünen Zweig im Herzen trage, wird sich ein Singvogel darauf niederlassen.«

aus China

Freude zu empfinden – der wohl angenehmste Zustand unseres Selbsterlebens, des Einverstandenseins mit sich und der Welt –, ist der unmittelbare Weg, die Überholspur zu Vitalitätsgefühlen, gutem Selbstvertrauen und einem starkem Selbstwertgefühl. Wir fühlen uns kohärent und lebendig, aktiviert und innerlich wie äußerlich sehr beschwingt. Unsere Körperhaltung strebt in die Höhe – überwindet die Erdenschwere –, wir fühlen uns leicht und öffnen uns, sind offen und bereit, uns mit anderen zu verbünden. Wir wollen ihnen nichts Schlechtes und erwarten es auch selbst nicht, sind weniger misstrauisch, geben Kontrolle ab. Außerdem bewerten wir uns und andere nicht so streng. Wir nehmen die Dinge lockerer – sind gelockert.

Freude ist der Ausdruck einer Fülle, die geteilt werden will – ein Selbstgefühl der Bejahung des Lebens, ohne sich darüber Gedanken machen zu müssen! Ganz eins mit sich selbst sein und dabei bezogen auf andere – sich zu freuen ist ansteckend und Freude zu teilen steigert diese, es entsteht ein gemeinsamer *Freudenzirkel* (vgl. Kast, 1997). Unsere Spiegelneuronen beginnen zu feuern, wenn wir Freude beim Gegenüber wahrnehmen. Dies lässt uns ebenfalls strahlen, was wiederum die Freude des anderen verstärkt. Wir können uns aber auch selbst von eigenen freudigen Erinnerungen anstecken lassen, wenn wir Erlebnisse, bei denen wir Freude gespürt haben, in uns aufleben lassen. Freude wirkt also auf unser Selbsterleben und in unseren Beziehungen zu anderen Menschen verbindend.

Ähnlich wie wir es schon für die Vorfreude erörtert haben, gehen auch aktuelle freudige Gefühle und Gedanke an vergangene Freuden mit einer Ausschüttung verschiedener Glücks- und Belohnungsbotenstoffe wie Dopamin, Serotonin, Oxytocin, und Endorphinen einher. So wirkt das Empfinden von freudigen Momenten als ein wohltuendes, ausgleichendes Gegengewicht in schwierigen Phasen des Lebens, wenn wir uns nicht verbieten, Freude zu erleben. Kurzfristig kann sich dann die Spannung im Inneren reduzieren, außerdem kann das positive Lebensgefühl uns motivieren, diesen Selbstzustand wiederholt erfahren zu wollen (Fredrickson & Joiner, 2002). Längerfristig fördert es den Ausbau und die Vernetzung der im freudigen Erleben aktivierten Gehirnareale.

Viele wissenschaftliche Emotionsmodelle stützen diese Annahmen und postulieren, dass unsere rechte und linke Gehirnhälfte jeweils unterschiedliche Spezialisierungen bezüglich der Verarbeitung angenehmer und unangenehmer Emotionen innehaben. So scheint der linke Frontal- oder Stirnlappen des Gehirns für das Erleben von angenehmen Emotionen, das Annäherungsverhalten und die Aktivierung unseres Verhaltens ursächlich zu sein, während der rechte Frontallappen für unangenehme Emotionen, Rückzugsverhalten und die Hemmung des Verhaltens maßgeblich sein soll (Davidson & Irwin, 1999). Freude zu genießen heißt demnach nicht, düstere Stimmungen oder Ärger zu verdrängen, da Freude auf einer Aktivierung des anderen (linken) Frontallappens beruht. So sorgt das zumeist spontane Auftauchen einer Freude oder ein herzhaftes Lachen für eine Spannungsreduktion und Stressabbau, da die Inkongruenz oder Ambivalenz der bedrückten Stimmung gewissermaßen aufgehoben – zu Fall gebracht – wird. »Humor ist der Knopf, der verhindert, dass uns der Kragen platzt«, formulierte es Joachim Ringelnatz pointiert.

Freude an sich ist nicht willentlich induzierbar, sie entsteht eher als Zufallsprodukt, wenn wir ganz in einer Tätigkeit oder im Spiel aufgehen, im Hier und Jetzt ganz von einer inspirierenden Beschäftigung erfasst sind; ebenso, wenn wir mit unseren Handlungen andere spontan erfreuen oder selbst überrascht oder von der Heiterkeit anderer angeregt werden. Die Emotionen Heiterkeit, Freude, Inspiration, Hoffnung, Behagen, Glück, Liebe, Begeisterung und Ekstase sind laut der Psychoanalytikerin Verena Kast (1997) häufig nicht klar voneinander abgrenzbar, sondern gehen ineinander über und bilden ein gemeinsames *Emotionsfeld*. Gehen wir selbst offen durch die Welt, bieten sich uns gewiss zahlreiche Möglichkeiten, uns von angenehmen Gefühlen anstecken zu lassen und die eigene Freude zu entfachen.

Wurde die kindliche Freude früh im Leben bestraft oder durfte nicht gezeigt werden, kann es sein, dass Freude im späteren Leben ängstlich abgewehrt wird, weil sie eher als bedrohlich empfunden wird. Freude bringt es besonders bei Kindern ja manchmal mit sich, dass sie ausufert und überschwappt, sich nicht mehr begrenzen lässt, bis ein *Missgeschick* geschieht;

und es verletzt und beschämt die Kinder sehr, wenn sie daraufhin streng zurechtgewiesen werden. Offenheit in der Freude heißt, sich im ganz persönlichen Erleben zu zeigen, und das macht natürlich auch verletzlich, bietet aber ebenso die Chance, emotional intensivere Beziehungen zu anderen zu erleben. Im Falle einer erlernten Abwehr von Freude kann es hilfreich sein, sich erst einmal intensiv auf die großen und kleinen Freuden zu fokussieren, die den Alltag aktuell bereichern. Was und wer hat mich heute, gestern oder letzte Woche erfreut? Wie und wo habe ich die Freude gespürt? Kenne ich solche Empfindungen? Erinnert es mich an etwas? Gebe ich diesen Gefühlen Raum, sie wirklich wahrzunehmen? Auch eine *Freudenbiografie* zu schreiben, in der all das Gute und die freudvollen Erfahrungen, die es im Leben gegeben hat, wiederentdeckt und erinnert werden, ist förderlich, um die Freude als Kraftquelle wiederaufleben zu lassen (Kast, 2022). Sie können sich hier von den Selbstreflexionsfragen zur Neugierde leiten lassen – eventuell möchten Sie diese noch etwas modifizieren. Auf die Spur zur eigenen Lebensfreude haben Sie sich unter anderem mit diesen aber bereits begeben.

Da das Erleben freudiger Gefühle unmittelbar und ohne Anstrengung mit vielen positiven Auswirkungen auf unser Selbsterleben einhergeht – von Selbstakzeptanz und Selbstzufriedenheit, Selbstwirksamkeit und Selbstvertrauen über Selbstausdruck und Selbstwertgefühl bis hin zu Selbstentfaltung und Lebendigkeit –, tun wir uns Gutes, diese so häufig wie möglich in unser Leben hineinzulassen. Auch wenn wir den Kummer, die Entbehrungen, Nöte und Widrigkeiten, die das Leben mit sich bringt, fühlen und uns mit diesen auseinandersetzen und ringen, um sie zu bewältigen, ist es – so meine persönliche Meinung – ungemein wertvoll, zugleich die Freude als kraftvolle Ressource anzuregen und erlebbar werden zu lassen; sowohl für uns selbst als auch für unsere Mitmenschen.

Ich bin voller Freude und meine Hoffnung ist erfüllt, wenn ich Ihnen mit diesem Buch einige belebende Impulse schenken oder Sie sogar mit meiner Begeisterung für unser ganzheitliches Selbst anstecken konnte. Die bewusste sinnliche Wahrnehmung des Körpers bildet die Grundlage, um die eigenen Fähigkeiten und Möglichkeiten gedanklich einschätzen, Vertrauen in sich selbst entwickeln und ein stabiles Selbstgefühl erleben zu können. Das sinnliche Selbsterleben stärkt unser Körperbewusstsein und in ebendiesem wurzelt unser Selbstbewusstsein.

»Die Freude ist überall. Es gilt nur, sie zu entdecken.«
Konfuzius

Literatur

Antonovsky, A. & Franke, A. (1997). *Salutogenese. Zur Entmystifizierung der Gesundheit.* dgvt-Verlag.

Balzer, W. (2020). *Das Sensorische und die Gewalt. Zum Seelenleben im digitalen Zeitalter.* Psychosozial-Verlag.

Barnes, P.J. (1998). Anti-inflammatory actions of glucocorticoids: molecular mechanisms. *Clinical science, 94*(6) 557–572.

Barwinski, R. (2020). *Steuerungsprozesse in der Psychodynamischen Traumatherapie.* Klett-Cotta.

Bauer, J. (2005). *Warum ich fühle, was du fühlst. Intuitive Kommunikation und das Geheimnis der Spiegelneurone.* Hoffmann und Campe.

Behrendt, J.E. (1983). *Nada Brama. Die Welt ist Klang.* Insel.

Bick, E. (1990 [1968]). Das Hauterleben in frühen Objektbeziehungen. In E. Bott-Spillius (Hg.), *Melanie Klein heute, Bd. 1: Beiträge zur Theorie* (S. 236–240). Verl. Internat. Psychoanalyse.

Bion, W.R. (1990). *Lernen durch Erfahrung.* Suhrkamp.

Bion, W.R. (1992). *Elemente der Psychoanalyse.* Suhrkamp.

Bion, W.R. (2016). *Transformationen.* Psychosozial-Verlag.

Bischhofberger, J. (2021). *Integrative Leistungen des zentralen Nervensystems* (S. 747–788). 4. Aufl. Thieme.

Boadella, D. (1991). *Befreite Lebensenergie. Einführung in die Biosynthese.* Kösel.

Bowlby J. (1995). Bindung: Historische Wurzeln, theoretische Konzepte und klinische Relevanz. In G. Spangler & P. Zimmermann (Hg.), *Die Bindungstheorie. Grundlagen, Forschung und Anwendung* (S. 17–26). Klett-Cotta.

Brunstein, J. (2006). Implizite und explizite Motive. In J. Heckhausen & H. Heckhausen (Hg.), *Motivation und Handeln* (S. 235–254). 3. Aufl. Springer.

Bucci, W. (2002). The referential process, consciousness, and the sense of self. *Psychoanalytic Inquiry, 22*(5), 776–793.

Buether, A. (2020). *Die geheimnisvolle Macht der Farben. Wie sie unser Verhalten und Empfinden beeinflussen.* Droemer.

Clark, A. (2015). Radical predictive processing. *Southern Journal of Philosophy, 53*(S1), 3–27.

Citron, F. & Goldberg, A. (2014). Metaphorical Sentences Are More Emotionally Engaging than Their Literal Counterparts. *Journal of Cognitive Neuroscience, 26*(11), 2585–2595.

Craig, A.D. (2003). Interoception: the sense of the physiological condition of the body. *Current Opinion in Neurobiology, 13*(4), 500–505.
Damásio, A.R. (1994). *Descartes' Irrtum. Fühlen, Denken und das menschliche Gehirn*. List.
Damásio, A.R. (2000). *Ich fühle, also bin ich. Die Entschlüsselung des Bewusstseins*. List.
Damásio, A.R. (2011). *Selbst ist der Mensch. Körper, Geist und die Entstehung des menschlichen Bewusstseins*. Siedler.
Davidson, R.J. & Irwin, W. (1999). The functional neuroanatomy of emotion and affective style. *Trends Cognitive Science, 3*(1), 11–21.
Deutzmann, R. (2021). *Hormonelle Regulation* (S. 337–411). 4. Aufl. Thieme.
Die Ärzte (2008). *Lasse redn*. https://www.bademeister.com/diskografie/lasse-redn
Downing, G. (1996). *Körper und Wort in der Psychotherapie. Leitlinien für die Praxis*. 3. Aufl. Kösel.
Egle, U.T. & Hoffmann, S.O. (1993). *Der Schmerzkranke*. Schattauer.
Ekman, P. (1992). Facial expressions of emotion: an old controversy and new findings. *Biological sciences, 335*(1273), 63–69.
Erhardt, I. (2021). Resonanzprozesse in der Musik und in der psychoanalytischen Beziehung. In dies. (Hg.), *Resonanzprozesse zwischen Werk und Biografie. Jahrbuch für Psychoanalyse und Musik, Bd. 5* (S. 139–175). Psychosozial-Verlag.
Fogel, A. (2013). *Selbstwahrnehmung und Embodiment in der Körperpsychotherapie. Vom Körpergefühl zur Kognition*. Schattauer.
Fonagy, P., Campbell, C. & Allison, E. (2019). Therapeutic models. In A. Bateman & P. Fonagy (Hg.), *Handbook of mentalizing in mental health practice* (S. 169–180). American Psychiatric Publ.
Fonagy, P., Gergely, G., Jurist, E.L. & Target, M. (2004). *Affektregulierung, Mentalisierung und die Entwicklung des Selbst*. Klett-Cotta.
Fordham, M. (1974). *Das Kind als Individuum. Kinderpsychotherapie aus der Sicht der analytischen Psychologie C.G. Jungs*. Reinhardt.
Fredrickson, B.L. & Joiner, T. (2002). Positive emotions trigger upward spirals toward emotional well-being. *Psychological Science, 13*(2), 172–175.
Friston, K.J. (2010). The free-energy principle: a unified brain theory? *Nature Reviews Neuroscience, 11*(2),127–38.
Fromm, E. (1999 [1964]). Die Seele des Menschen. Ihre Fähigkeit zum Guten und zum Bösen. In R. Funk (Hg.), *Erich Fromm Gesamtausgabe in 12 Bde.* (S. 159–268). DVA.
Fromm, E. (2000). *Die Furcht vor der Freiheit*. DTV.
Fuchs, T. (2012). Selbst und Schizophrenie. *Deutsche Zeitschrift für Philosophie, 60*(6), 887–901.
Gebhard, U. (2001). *Kind und Natur. Die Bedeutung der Natur für die psychische Entwicklung*. Opladen.
Gebhard, U. (2018). Zur psychodynamischen Bedeutung der nicht-menschlichen Umwelt im Allgemeinen und der Natur im Besonderen. In E. Pfeifer & H.-H. Decker-Voigt (Hg.), *Natur in Psychotherapie und Künstlerischer Therapie* (S.355–370). Psychosozial-Verlag.
Geuter, U. (2015). *Körperpsychotherapie. Grundriss einer Theorie für die klinische Praxis*. Springer.
Gindl, B. (2021). Anklang und Berührtheit. In I. Erhardt (Hg.), *Resonanzprozesse zwischen Werk und Biografie. Jahrbuch für Psychoanalyse und Musik, Bd. 5* (S. 189–212). Psychosozial-Verlag.

Groß, C.J., Mishra, R., Schneider, K.S., Médard, G., Wettmarshausen, J., Dittlein, D.C., Shi, H., Gorka, O., Koenig, P.A., Fromm, S., Magnani, G., Ćiković, T., Hartjes, L., Smollich, J., Robertson, A.A.B., Cooper, M.A., Schmidt-Supprian, M., Schuster, M., Schroder, K., Broz, P., Traidl-Hoffmann, C., Beutler, B., Kuster, B., Ruland, J., Schneider, S., Perocchi, F & Groß, O. (2016). K+ Efflux-Independent NLRP3 Inflammasome Activation by Small Molecules Targeting Mitochondria. *Immunity, 45*(4), 761–773.

Gutwinski-Jeggle, J. (2017). Wenn der Körper – nicht spricht. In dies., *Unsichtbares sehen – Unsichtbares sagen. Unbewusste Prozesse in der psychoanalytischen Begegnung* (S. 259–278). Psychosozial-Verlag.

Hellbrück, J. & Fischer, M. (1999). *Umweltpsychologie. Ein Lehrbuch*. Hogrefe.

Hohage, R. (1996). *Analytisch orientierte Psychotherapie in der Praxis*. Schattauer.

Hüther, G., Korittko, A., Wolfrum, G. & Besser, L. (2010). Neurobiologische Grundlagen der Herausbildung Psychotrauma bedingter Symptomatiken. *Trauma & Gewalt, 4*(1), 18–31.

Hurvich, M. (2015). Vernichtungsängste – traumatische Ängste. *Psyche, 69*(09/10), 797–825.

Jacobson, E. (1978). *Das Selbst und die Welt der Objekte*. Suhrkamp.

Jäncke, L. (2006). SRF Wissen: Musik ist Balsam fürs Gehirn. https://www.srf.ch/play/tv/srf-wissen/video/musik-ist-balsam-fuers-gehirn?urn=urn:srf:video:fac58926-3b67-4f90-8ec4-f3ef0bff3ec9

Jäncke, L. (2008). *Macht Musik schlau? Neue Erkenntnisse aus den Neurowissenschaften und der kognitiven Psychologie*. Huber.

Jäncke, L. (2023). Der Zauber der Musik – eine neuropsychologische Betrachtung. https://www.lutzjaencke.ch/post/der-zauber-der-musik-eine-neuropsychologische-betrachtung

Jaenicke, C. (2006). *Das Risiko der Verbundenheit. Intersubjektivitätstheorie in der Praxis*. Klett-Cotta.

Janus, L. (1997). *Wie die Seele entsteht. Unser psychisches Leben vor und nach der Geburt*. Heidelberg.

Jung, C.G. (1933). *Die Beziehungen zwischen dem Ich und dem Unbewussten*. Rascher.

Jung, C.G. (1971). *Die Dynamik des Unbewussten. GW 8*.

Jung, C.G. (1974). *Über die Psychologie des Unbewußten. GW 7*, 419–489.

Kabat-Zinn, J. (1998). *Im Alltag Ruhe finden*. Herder.

Kanfer, F.H., Reinecker, H. & Schmelzer, D. (2006). *Selbstmanagement-Therapie*. Springer.

Kast, V. (1997). *Freude, Inspiration, Hoffnung*. dtv.

Kast, V. (2006). Mit Worten berühren. https://www.lptw.de/archiv/vortrag/2006/kast-verena-mit-worten-beruehren-lindauer-psychotherapiewochen2006.pdf

Kast, V. (2022). Freudenbiografie: Die Freuden der Kindheit wieder erleben. In R. Frank & C. Flückiger (Hg.), *Therapieziel Wohlbefinden. Ressourcen aktivieren in der Psychotherapie* (S. 233–244). 4. Aufl. Springer.

Kidd, D.C. & Castano, E. (2013). Reading literary fiction improves theory of mind. *Science, 342*(6156), 377–380.

Klöpper, M. (2006). *Reifung und Konflikt. Säuglingsforschung, Bindungstheorie und Mentalisierungskonzept in der tiefenpsychologischen Psychotherapie*. Klett-Cotta.

Kohut, H. (1979). *Die Heilung des Selbst*. Suhrkamp.

Kreitler, H. & Kreitler, S. (1980). *Psychologie der Kunst*. Kohlhammer.

Kucyi, A., Esterman, M., Riley, C. & Valera, E. (2016). Spontaneous default network activity reflects behavioral variability independent of mind-wandering. *Proceedings of the National Academy of Sciences of the United States of America, 113*(48),13899–13904.

Kuhl, J. (2001). *Motivation und Persönlichkeit. Interaktionen psychischer Systeme*. Hogrefe.

Längle, A. (2009). Das eingefleischte Selbst. Existenz und Psychosomatik. *Existenzanalyse, 26*(2), 13–34.

Lammers, C.-H. (2007). *Emotionsbezogene Psychotherapie. Grundlagen, Strategien und Techniken*. Schattauer.

Laumann, K., Gärling, T. & Stormark, K.M. (2001). Rating scale measures of restorative components of environments. *Journal of Environmental Psychology, 21*(1), 31–44.

Leikert, S. (2019). *Das sinnliche Selbst. Das Körpergedächtnis in der psychoanalytischen Behandlungstechnik*. Brandes & Apsel.

Leikert, S. (2021). Verkapselte Körperengramme und die Traumfunktion – Zur Bearbeitung primärer Abwehrprozesse im Körperselbst. *Forum der Psychoanalyse, 37*(4), 413–427.

Leikert, S. (2022). Einleitung. Psychoanalyse und Körperlichkeit – Geschichte einer Berührungsscheu. In ders. (Hg.), *Das körperliche Unbewusste in der psychoanalytischen Behandlungstechnik* (S.7–18). Brandes & Apsel.

Leipold, S., Klein, C. & Jäncke, L. (2021). Musical Expertise Shapes Functional and Structural Brain Networks Independent of Absolute Pitch Ability. *Journal of Neuroscience, 41*(11), 2496–2511.

Lemma, A. (2018). *Der Körper spricht immer. Körperlichkeit in psychoanalytischen Therapien und jenseits der Couch*. Brandes & Apsel

Löwel, S. & Singer, W. (1992). Selection of Intrinsic Horizontal Connections in the Visual Cortex by Correlated Neuronal Activity. *Science, 255*(5041), 209–212.

Lotz, C. & Müller, J. (2023). Folge 79: Wissenwollen – Nichtwissenwollen. Über die Macht der Neugier. *Rätsel des Unbewußten. Ein Podcast zu Psychoanalyse und Psychotherapie*. https://www.patreon.com/posts/78511809

Lotz, C. & Müller, J. (2024). Lesekreis: Werner Balzer (3). Wie digitale Medien unsere Psyche verändern. *Rätsel des Unbewußten. Ein Podcast zu Psychoanalyse und Psychotherapie*. https://www.patreon.com/posts/lesekreis-werner-96004062

Lowen, A. (1981). *Körperausdruck und Persönlichkeit. Grundlagen und Praxis der Bioenergetik*. Kösel.

Martínez, M. & Scheffel, M. (2009). *Einführung in die Erzähltheorie*. 8. Aufl. C.H. Beck.

Mastnak, W. (2021). Musikpädagogik, Kreativität & Default Mode Network (DMN). https://doi.org/10.13140/RG.2.2.16475.49442

Meier, I. (2013). Komplexe und Schemata. Ein Vergleich von Konzepten der Analytischen Psychologie nach C.G. Jung und der Schematherapie nach Jeffrey Young. *Psychotherapie-Wissenschaft, 2*(2), 95–102.

Merkt, I. (2016). »Das klinget so herrlich, das klinget so schön« Teilhabe von Menschen mit komplexen Beeinträchtigungen an der Musikkultur. In T. Bernasconi & U. Böing (Hg.), *Schwere Behinderung und Inklusion. Facetten einer nicht ausgrenzenden Pädagogik. Impulse: Schwere und mehrfache Behinderung, Bd. 2* (S. 125–139). Athena.

Middendorf, I. (2007). *Der erfahrbare Atem. Eine Atemlehre*. 9. Aufl. Junfermann.

Möller, H.-J., Laux, G. & Deister, A. (2009). *Psychiatrie und Psychotherapie*. 4. Aufl. Thieme.

Neckel, S. & Pritz, S.M. (2019). Emotion aus kultursoziologischer Perspektive. In S. Moebius, F. Nungesser & K. Scherke (Hg.), *Handbuch Kultursoziologie* (S. 555–579). Springer.

Oberhof, B. (2005). *Die seelischen Wurzeln der Musik. Psychoanalytische Erkundungen*. Psychosozial-Verlag.

Ogden, T. (1995). *Frühe Formen des Erlebens*. Springer.

Orians, G.H. & Heerwagen, J.H. (1992). Evolved responses to landscapes. In J.H. Barkow, L. Cosmides & J. Tooby (Hg.), *The adapted mind. Evolutionary psychology and the generation of culture* (S. 555–579). Oxford UP.

Papoušek, H. & Papoušek, M. (1979). The infant's fundamental adaptive response system in social interaction. In E.B. Thoman (Hg.), *Origins of the Infant's Social Responsiveness* (S. 175–208). Erlbaum.

Papoušek, M. (2008). Musikalische Elemente in der vorsprachlichen Kommunikation. In C. Plahl & H.K. Temming (Hg.), *Musiktherapie mit Kindern. Grundlagen – Methoden – Praxisfelder* (S. 11–13). 2. Aufl. Huber.

Pick, A. (1908). Über Störungen der Orientierung am eigenen Körper. In ders., *Arbeiten aus der deutschen psychiatrischen Universitäts-Klinik in Prag* (S. 1–19). Karger.

Plassmann, R. (2022). Der Riß im Selbst bei chronischem Schmerz. Emotionale Prozesse in der Entstehung psychosomatischer Erkrankungen und die behandlungstechnischen Konsequenzen. In S. Leikert (Hg.), *Das körperliche Unbewusste in der psychoanalytischen Behandlungstechnik* (S. 19–47). Brandes & Apsel.

Porges, S.W. (2010). *Die Polyvagal-Theorie. Neurophysiologische Grundlagen der Therapie*. Junfermann.

Reich, W. (1942). *Die Funktion des Orgasmus. Die Entdeckung des Orgons. Sexualökonomische Grundprobleme der biologischen Energie*. Kiepenheuer & Witsch.

Rheinländer, A. (2023). Formatio reticularis. https://www.kenhub.com/de/library/anatomie/formatio-reticularis

Riedel, I. (1992). *Maltherapie. Eine Einführung auf der Basis der Analytischen Psychologie von C.G. Jung*. Kreuz.

Rizzolatti, G. & Sinigaglia, C. (2014). *Empathie und Spiegelneurone. Die biologische Basis des Mitgefühls*. Suhrkamp.

Rösing, H. (1981). Die Bedeutung musikalischer Ausdrucksmodelle für das Musikverständnis. *Zeitschrift für Musikpädagogik, 6*(16), 258–265.

Rohleder,N. (2023). Entzündung ohne Erreger. https://www.gesundheitspsychologie.phil.fau.de/2023/06/13/radiobeitrag-zu-entzuendung-ohne-erreger-bei-dlf-kultur-mit-prof-nicolas-rohleder

Rolls, E.T. (2013). The mechanisms for pattern completion and pattern separation in the hippocampus. *Frontiers in systems neuroscience, 7*(74), 74.

Rosa, H. (2016a). *Resonanz: Eine Soziologie der Weltbeziehung*. Suhrkamp.

Rosa, H. (2016b). Prof. Dr. Hartmut Rosa – Achtsamkeit und Selbstbezogenheit. https://www.youtube.com/watch?v=JEBh3lm_8dc

Rudolf, G. (2008). Grundkonflikt der Autonomie. In G. Rudolf, G. & P. Hennigsen (Hg.), *Psychotherapeutische Medizin und Psychosomatik. Ein einführendes Lehrbuch auf psychodynamischer Grundlage* (S. 165–171). 6. Aufl. Thieme.

Rudolf, G. (2010). *Psychodynamische Psychotherapie. Die Arbeit an Konflikt, Struktur und Trauma*. Schattauer.

Rudolf, G. (2020). *Strukturbezogene Psychotherapie (SP). Leitfaden zur psychodynamischen Therapie struktureller Störungen*. 4. Aufl. Schattauer.

Sachsse, U. (2013). Psychodynamische Psychotherapie von Traumafolgestörungen im Rahmen der Richtlinien-Psychotherapie. *Psychotherapeut, 58*(5), 496–502.

Schäfer, K. & Alexander, G. (2012). *Eutonie: Ein Weg der körperlichen Selbsterfahrung.* Huber.

Schmitz, H. (2009). *Der Leib, der Raum und die Gefühle.* 2. Aufl. Aisthesis.

Schnocks, D. (2013). *Mit C. G. Jung sich selbst verstehen. Acht Erkenntnisaufgaben auf unserem Individuationsweg.* Kohlhammer.

Schultz-Venrath, U. (2022). Mentalisieren im therapeutischen Prozess. In G. Gödde, E. Püschel & S. Schneider (Hg.), *Psychodynamisch denken lernen. Grundlinien Psychodynamischer Psychotherapie für Ausbildung und Praxis* (S. 255–270). Psychosozial-Verlag.

Schumacher, B. (2023). Systemische Angsttherapie. https://www.lifelessons.de/workshops/systemische-angsttherapie

Seel, M. (2008). Neugier als Laster und als Tugend. *Merkur, 62*(9/10), 824–832.

Siegel, E.V. (2002). Geleitwort. Gedanken über Spielen im Alltag und in der Therapie. In S. Trautmann-Voigt & B. Voigt (Hg.), *Verspieltheit als Chance. Zur Bedeutung von Bewegung und Raum in der Psychotherapie* (S. 17–22). Psychosozial-Verlag.

Siegler, R. S., DeLoache, J. S. & Eisenberg, N. (2008). *Entwicklungspsychologie im Kindes- und Jugendalter.* Nachdr. Spektrum.

Sperber, D., Clément, F., Heintz, C., Mascaro, O., Mercier, H., Origgi, G. & Wilson, D. (2010). Epistemic vigilance. *Mind & Language, 25*(4), 359–393.

Stangl, W. (2023). Predictive Coding-Theorie. https://lexikon.stangl.eu/25321/predictive-coding-theorie

Stern, D. N. & Stern, D. (1998). *Die Lebenserfahrung des Säuglings.* 6. Aufl. Klett-Cotta.

Stern, D. N. (2000). *The Interpersonal World of the Infant. A View from Psychoanalysis and Developmental Psychology.* Basic Books.

Stern, D. N. (2005). *Der Gegenwartsmoment. Veränderungsprozesse in Psychoanalyse, Psychotherapie und Alltag.* Brandes & Apsel.

Stern, D. N. (2011). *Ausdrucksformen der Vitalität. Die Erforschung dynamischen Erlebens in Psychotherapie, Entwicklungspsychologie und den Künsten.* Brandes & Apsel.

Stolze, H. (2002). Zur Bedeutung von Erspüren und Bewegen für die Psychotherapie. In ders. (Hg.), *Konzentrative Bewegungstherapie. Grundlagen und Erfahrungen* (S. 28–38). 3. Aufl. Springer.

Storch, M. (2011). Embodiment im Zürcher Ressourcen Modell (ZRM). In M. Storch, B. Cantieni, G. Hüther & W. Tschacher (Hg.), *Embodiment. Die Wechselwirkung von Körper und Psyche verstehen und nutzen* (S. 127–142). Huber.

Strack, F., Martin, L. L. & Stepper, S. (1988). Inhibiting and facilitating conditions of the human smile: A nonobtrusive test of the facial feedback hypothesis. *Journal of Personality and Social Psychology, 54*(5), 768–777.

Strehle, H. (1954). *Mienen, Gesten und Gebärden. Analyse des Gebarens.* 4. Aufl. Reinhardt.

Thompson, E. (2007). *Mind in Life. Biology, Phenomenology, and the Sciences of Mind.* Harvard UP.

Trautmann-Voigt, S. & Voigt, B. (2002). Spielräume moderner Tiefenpsychologie. In dies. (Hg.), *Verspieltheit als Entwicklungschance. Zur Bedeutung von Bewegung und Raum in der Psychotherapie* (S. 95–109). Psychosozial-Verlag.

Tschacher, W. (2021). Resonanzprozesse und Synchronie beim Musik-Erleben. In I. Erhardt (Hg.), *Resonanzprozesse zwischen Werk und Biografie. Jahrbuch für Psychoanalyse und Musik, Bd. 5* (S. 215–229). Psychosozial-Verlag.

Tustin, F. (1984). Autistic shapes. *International Review of Psycho-Analysis, 11*(3), 279–290.

Ulrich, R.S. (1983). Aesthetic and affective response to natural environment. In I. Altman & J.F. Wohlwill (Hg.), *Behavior and the natural environment, Human Behavior & Environment: Advances in Theory & Research, Vol. 6* (S. 85–125). Plenum.

Ulrich, R.S. (1986). Human responses to vegetation and landscapes. *Landscape and Urban Planning, 13*, 29–44.

Ulrich, R.S. (1995). Biophilia, Biophobia, and Natural Landscapes. In S.R. Kellert & E.O. Wilson (Hg.), *The Biophilia hypothesis* (S. 73–137). Shearwater.

Vessel, E.A., Starr, G.G. & Rubin, N. (2013). Art reaches within: aesthetic experience, the self and the default mode network. *Frontiers in neuroscience, 7*(7), 258.

Volz-Boers, U. (2022). Mein Körper läuft neben mir her, wie ein Ding, das ich nicht brauche. Körperempfindungen in Aufbau und Organisation mentaler Strukturen. In S. Leikert (Hg.), *Das körperliche Unbewusste in der psychoanalytischen Behandlungstechnik* (S. 139–172). Brandes & Apsel.

von Dawans, B., Kirschbaum, C. & Heinrichs, M. (2009). Körperliche Prozesse und Gesundheit. In J. Bengel & M. Jerusalem (Hg.), *Handbuch der Gesundheitspsychologie und Medizinischen Psychologie* (S. 15–33). Hogrefe.

Walker, B.R., Phillips, D.I., Noon, J.P., Panarelli, M., Andrew, R., Edwards, H.V., Holton, D.W., Seckl, J.R., Webb, D.J. & Watt, G.C. (1998). Increased glucocorticoid activity in men with cardiovascular risk factors. *Hypertension, 31*(4), 891–895.

Wicht, H. (2011). Der Hippocampus. https://www.dasgehirn.info/grundlagen/anatomie/der-hippocampus

Will, H. (2021). Musik als Medium der Resonanz und der emotionalen Lebendigkeit. In I. Erhardt (Hg.), *Resonanzprozesse zwischen Werk und Biografie. Jahrbuch für Psychoanalyse und Musik, Bd. 5* (S. 177–188). Psychosozial-Verlag.

Williams, K. & Harvey, D. (2001). Transcendant experience in forest environments. *Journal of Environmental Psychology, 21*(3), 249–260.

Winnicott, D.W. (1971). *Vom Spiel zur Kreativität*. Klett-Cotta.

Winnicott, D.W. (2020). Die primitive Gefühlsentwicklung. In ders., *Von der Kinderheilkunde zur Psychoanalyse* (S. 51–66). 2. Aufl. Psychosozial-Verlag.

Wöller, W. & Kruse, J. (2010). *Tiefenpsychologisch fundierte Psychotherapie. Basisbuch und Praxisleitfaden*. 3. Aufl. Schattauer.

Wohlwill, J.F. (1983). The concept of nature: A psychologist's view. In I. Altman & ders. (Hg.), *Behavior and the natural environment* (S. 5–37). Springer.

Wollmer, M.A., de Boer, C., Kalak, N., Beck, J., Götz, T., Schmidt, T., Hodzic, M., Bayer, U., Kollmann, T., Kollewe, K., Sönmez, D., Duntsch, K., Haug, M.D., Schedlowski, M., Hatzinger, M., Dressler, D., Brand, S., Holsboer-Trachsler, E. & Kruger, T.H. (2012). Facing depression with botulinum toxin: a randomized controlled trial. *Journal of Psychiatric Research, 46*(5) 574–81.

Zentner, M. (2016). Musik im Kopf. Hören wir unbewusst Stücke, die zur Stimmung passen? Oder beeinflussen Lieder unsere Gefühle? Forscher erkunden das Zusammenspiel von Musik und Emotion. https://www.sueddeutsche.de/wissen/psychologie-musik-im-kopf-1.2800972